DES

REMÈDES RÉPUTÉS SPÉCIFIQUES

CONTRE LA GOUTTE.

DU MÊME AUTEUR.

Pour paraître prochainement :

LES NERFS,

LEURS MALADIES, LEUR TRAITEMENT, ET LEURS MILLE ET UNE ANOMALIES.

DICTIONNAIRE DES ALIMENTS ET DES BOISSONS

EN USAGE DANS LES DIVERS CLIMATS ET CHEZ LES DIFFÉRENTS PEUPLES.

Cet ouvrage contient l'histoire naturelle de chaque substance alimentaire, son origine, ses principes constituants, ses propriétés, ses altérations et les moyens de les reconnaître; et finalement les règles les plus importantes à suivre pour conserver la santé.

Par AULAGNIER (A. F.)

Membre des Académies de Médecine de Paris et de Madrid, ancien premier Médecin de LL. MM. le roi Joseph Napoléon et la Reine, Médecin en chef de leur Garde, Inspecteur général du service de santé de l'armée d'Espagne, Médecin principal de la Garde impériale, à Paris, etc., Membre des Ordres impérial de la Légion-d'Honneur et de la Réunion, etc.

TROISIÈME ÉDITION,

Revue, considérablement augmentée et précédée d'autographes du roi Joseph et d'une Notice sur la vie et les travaux de l'auteur,

Par AULAGNIER (F.-M.-A.)

Son fils, Collaborateur des deux premières, etc., etc.

Imprimerie de BEAU, à Saint-Germain-en-Laye.

DES REMÈDES RÉPUTÉS SPÉCIFIQUES

CONTRE

LA GOUTTE

Des moyens à mettre en usage pour prévenir le retour des accès,

ET COUP D'OEIL SUR

LE COLCHIQUE

ET SES PRÉPARATIONS

COMME AUXILIAIRES DU TRAITEMENT, SUIVI DE NOMBREUSES OBSERVATIONS PRATIQUES,

PAR

Le Docteur AULAGNIER (F.-M.-A.)

Médecin principal des Armées, en retraite, ancien Médecin en chef de l'Ecole polytechnique et des Hôpitaux, Officier de l'Ordre impérial de la Légion-d'Honneur, Lauréat (médaille d'argent) de l'Académie impériale de Médecine, Membre de plusieurs sociétés médicales ou scientifiques de Paris, Bordeaux, Marseille, la Rochelle, Tarbes, etc., etc.

« On doit s'assurer de la valeur d'un remède, quand
» bien même on n'accorderait aux médecins dont on
» rejette à tort le témoignage, que le degré de confiance
» qu'on doit donner à tous ceux qui annoncent quelque
» chose, fussent-ils des gens du peuple. »

» HIPPOCRATE. »

DEUXIÈME ÉDITION.

PARIS

E. DENTU, LIBRAIRE-ÉDITEUR,

GALERIE D'ORLÉANS, 13, PALAIS ROYAL.

L'AUTEUR, rue d'Alger, 3.

1860

PRÉFACE

DE LA DEUXIÈME ÉDITION.

La première édition du travail que je publie en ce moment a été faite, il y a déjà des années, par mon père; elle posait seulement alors la base d'idées qui, élaborées par moi, après une longue pratique, ont dirigé mes observations vers le but que je me propose. J'ai donné une plus grande extension à la deuxième édition, en refondant la première ; j'y ai ajouté un aperçu, longuement motivé, des remèdes anti-goutteux qui ont été prônés, et je me suis appesanti sur la spécificité de l'un d'eux, *le colchique.*

J'y ai joint de nombreuses observations recueillies par moi, et par beaucoup de mes honorables confrères. Je crois ainsi contribuer à fixer l'opinion des médecins sur un remède trop peu usité, dont bien des auteurs se sont occupés dans leurs écrits, comme les médecins dans leur pratique particulière.

Si je parvenais à concilier à ce remède l'estime et la confiance de mes confrères, à les rassurer sur ses dangers, mon but serait atteint et ma récompense acquise.

Néanmoins, je continuerai mes études et mes recherches sur un sujet si longtemps débattu ; et je serais heureux de pouvoir utiliser un jour encore les nouvelles observations que voudront bien me faire parvenir mes confrères, ainsi que les documents qui seraient en leur pouvoir, et je les en remercie d'avance avec sincérité.

AD. AULAGNIER.

Paris, 10 avril 1860.

DES

REMÈDES RÉPUTÉS SPÉCIFIQUES

CONTRE LA GOUTTE.

CHAPITRE PREMIER.

RÉFLEXIONS GÉNÉRALES.

Aucune maladie n'a plus souvent occupé les médecins et le public que celle que l'on connaît sous le nom de *goutte* ; il en est peu pour la guérison desquelles on ait préconisé un plus grand nombre de remèdes et que le charlatanisme ait exploitées avec autant d'avantage. Il faut du courage à un médecin pour oser aborder ce sujet, après les nombreux essais, plus ou moins audacieux, qui ont été tentés. Les progrès d'une civilisation rapide n'ont donné au peuple ni la prudence ni la sagesse en médecine ; il adopte avec légèreté tout ce qui est nouveau et ce qui séduit les sens ; on croirait qu'il se complaît dans l'aveuglement et qu'il aime à s'abuser. Les vrais coupables sont ceux qui devraient l'éloigner de la mauvaise route où il se fourvoie, et qui l'y entraînent fatalement pour un peu d'or !!!..... Le peuple aime le merveilleux et les essais.

Réveillé-Parise, qui a laissé sur la goutte un livre savant et consciencieux (1), s'exprime ainsi dans la lettre qui sert d'introduction à cet ouvrage :

« Telle méthode curative appliquée d'après les formes et le degré de la maladie, d'après l'âge, la force et la constitution du malade, voilà la seule assertion raisonnable et admissible, dans l'état actuel de nos connaissances. Je sais que les goutteux, la plupart opulents, ne comprennent guère qu'à la longue et après une cruelle expérience, la vérité de ce principe. Ils voudraient un seul et unique remède, qui convînt à tous et toujours, qui détruisît de prime abord, et complétement, la racine du mal ; qui l'attaquât avec succès, quelle que soit sa violence, sa durée, sa forme, ses variétés, ses symptômes, l'organe lésé ; quels que soient encore l'âge du sujet, son tempérament, et, pour plus de commodité encore, son régime et ses habitudes. »

Parise les invite ensuite à renoncer à une semblable panacée..... Nous verrons s'il a eu raison.

(1) *Guide pratique des goutteux*, etc. Paris, 1837, page XI.

On ferait de nombreux volumes avec les titres d'ouvrages ex professo, de brochures, mémoires ou articles de journaux qui ont paru sur les maladies goutteuses. Il existe aussi des centaines de remèdes réputés spécifiques contre la goutte ; les recherches pour les retrouver tous seraient d'autant plus difficiles que le plus grand nombre a été oublié aussitôt après avoir vu le jour, et que d'autres n'ont été que des imitations ou des contrefaçons. Mon but n'est donc pas d'en donner ici la nomenclature ; je me bornerai à indiquer les principaux, en appelant l'attention sur celui de tous qui m'a paru le plus véritablement important *par sa spécificité* dans le traitement de la goutte ; je veux parler du *colchique.*

Il n'existe pas de panacée universelle en médecine ; mais on ne peut raisonnablement contester au colchique une certaine efficacité comme palliatif presque infaillible de l'affection spéciale qui nous occupe, quand elle n'est pas curative.

La plupart des remèdes proposés jusqu'ici ont été choisis parmi ceux qu'on appelle empiriques ; ils constituent tout un immense répertoire de formules que ne peut reproduire un ouvrage qui, comme celui-ci, a ses limites. Nous pensons d'ailleurs que c'est une mauvaise chose d'initier les personnes étrangères à l'art de guérir, à des mystères dont elles n'abusent que trop souvent à leur détriment. Si nous étions plus sages que nous ne sommes, une loi devrait interdire la lecture des ouvrages de médecine et de pharmacie à toutes celles qui ne font pas des études spéciales.

J'ai peu de penchant pour les découvertes nouvelles en médecine, lorsqu'elles ne se montrent pas dès le principe ce qu'elles sont en effet. Je ne saurais estimer un homme assez peu philanthrope pour garder par devers lui celles qu'il sait pouvoir être utiles.

Cependant, faut-il conclure de ce qu'aucun remède anti-goutteux n'a réalisé jusqu'ici toutes les promesses faites en son nom, qu'il ne peut ou ne doit pas en exister? Niera-t-on que l'opium, le kinkina, le mercure, l'iode, l'émétique, le fer, n'aient eu leurs applications spéciales, et qu'ils n'aient leur spécialité, sans pour cela être infaillibles?... Non, sans doute; il faut savoir en faire un judicieux emploi.

A proprement parler, il n'y a, en médecine, aucun remède qui jouisse d'une vertu spécifique absolue : Le mercure, le kinkina, etc., etc., qui sont considérés comme spécifiques contre l'affection syphilitique et les fièvres intermittentes, ne guérissent pas toujours, mais seulement lorsque ces affections ne sont pas compliquées; d'ailleurs, l'action des remèdes est toujours relative à l'état des organes, état qui change de mille manières par une infinité de causes très-différentes et difficiles à déterminer.

« Quelque éclairée, écrivait un médecin (1), que » doive être l'opinion, par l'oubli dans lequel sont » tombés tous les prétendus remèdes contre la » goutte prônés tour à tour avec enthousiasme, il » est encore des personnes qui pensent qu'il sera » possible, un jour, de découvrir un spécifique con- » tre cette maladie, par cela seul qu'elles s'imagi- » nent que tout mal doit avoir le sien. »

Il ne paraissait pas possible alors de conjurer le mal goutteux que produit une infinité de causes, le plus souvent opposées, par un remède spécial, et le colchique était peu connu.

Disons-le tout d'abord : nous ne prétendons aucunement à la priorité du mode d'emploi du colchique dans le traitement des affections goutteuses, nous serions démentis par notre ouvrage ; mais notre intention est de propager l'emploi de ce moyen, en y joignant nos réflexions et nos observations particulières, qui doivent tendre à encourager son usage ; car ce médicament nous a semblé devoir occuper un rang plus élevé dans nos pharmacopées, si, plus hardis, bien que prudents, nous ne reculons pas devant son emploi usuel.

Ici se présentent de nouveaux embarras : si un remède est déclaré *spécifique*, on le rejettera quand

(1) M. Aulagnier père.

tous les malades n'auront pas été guéris. Le choisît-on parmi ceux d'une grande énergie, ou parmi *les toxiques*, on le repoussera comme dangereux.

Qu'on veuille bien nous dire si le kinkina guérit sûrement toutes les fièvres intermittentes? si l'opium fait toujours dormir? si le kinkina, l'opium, l'émétique, le mercure, qui réussissent souvent, ne nuisent jamais? Que deviendrait alors la pharmacopée? et plus encore la médecine? car l'exactitude du diagnostic et l'art de formuler, bien compris, font le bon médecin; et, quant à l'énergie du remède, n'avons-nous pas des tempéraments qui résistent aux médicaments les plus violents, comme aux liqueurs et aux boissons les plus fortes, sans en être incommodés? n'a-t-on pas vu Laënnec administrer l'émétique à des doses si élevées qu'un de ses malades en avait pris *près de* 800 *grains* sans mourir? Cependant, on sait que ce précieux médicament, qui avait été proscrit par un arrêt du parlement, a triomphé des obstacles parce qu'il a son utilité véritable. Les Orientaux portent très-haut les doses d'opium, qu'ils prennent souvent avec délices, et toujours avec sécurité, par l'effet de l'habitude.

Il est temps d'en finir avec ces milliers de remèdes innocents ou dangereux, dont un grand nombre a pour base le colchique, sous quelque forme qu'on le présente, et jusqu'ici le seul remède directement efficace dans cette maladie, aujourd'hui si commune.

« On reconnaît peu de spécifiques, disait un grand médecin (1) ; ces remèdes changent, renversent l'ordre inverse des mouvements et font reparaître la santé, sans qu'on sache comment ils opèrent, et ce qu'il y a de surprenant, sans exciter le plus souvent une évacuation sensible. »

J'ai presque constamment réussi dans l'emploi que j'ai fait du colchique ; il m'a paru être, au moins pour la goutte, ce que sont le *mercure* pour les affections syphilitiques, le *kinkina* pour l'intermittence de la fièvre, l'*opium* pour calmer la douleur, l'*émétique* pour évacuer les premières voies, l'*iode* pour combattre les scrofules, etc., etc.

(1) Discours de Barthez, chancelier de l'université de Montpellier, médecin consultant du gouvernement français.

DE LA GOUTTE ET DES CAUSES QUI LA PRODUISENT OU LA DÉTERMINENT.

La goutte (*arthritis*, αρθριτις) (1) est une inflammation périodique et spéciale des articulations, liée soit à une affection morbide de l'estomac et des intestins, soit à un état général morbide.

« Elle est, » a dit un ancien médecin, qui écrivait (1760) sur cette maladie, « un excédant des recettes sur les dépenses. » Il y a du vrai dans cette assertion ; car le plus grand nombre des goutteux mènent un genre de vie qui augmente la richesse de leur sang, et ils ont une plus ou moins grande disposition personnelle, héréditaire ou non. Elle débute souvent par les petites articulations, et plus souvent encore aux pouces des mains, aux gros orteils des pieds.

Scudamore a observé la goutte soixante-dix fois au gros orteil d'un seul pied, et huit fois aux orteils d'un seul pied.

Elle s'attaque principalement aux personnes robustes et musclées, à la tête forte.

(1) On l'a appelée aussi *podagre* lorsqu'elle affecte le pied, *gonagre*, si elle attaque le genou, et *chiragre*, quand elle s'empare des mains.

L'accès de goutte peut être déterminé par une cause traumatique, chez un goutteux ; mais elle ne reconnaît pas pour cause habituelle une irritation physique ou mécanique des articulations, une contusion quelconque.

D'après Broussais, la goutte est une phlegmasie des systèmes fibreux, séreux et cellulaire, commençant par les petites articulations des extrémités des membres, le plus souvent par une seule, rarement par deux en même temps, pour s'étendre ensuite à une ou deux grosses seulement; elle porte alors le nom d'*arthrite* ou de *rhumatisme.*

La goutte comprend une période d'intermittence et une série de crises ou d'exaspérations qui constituent ce qu'on appelle vulgairement une attaque.

Les attaques de goutte, d'abord éloignées, se rapprochent de plus en plus et finissent par clouer les malades, pendant six ou huit mois de l'année, dans leur lit ou sur leur fauteuil. Ce n'est pas tout : à mesure que les attaques se renouvellent, la goutte tend à devenir *anomale*, c'est-à-dire qu'au lieu de s'établir aux extrémités pelviennes et d'accomplir là les nombreuses scènes du tableau d'une attaque, elle fait irruption dans les centres organiques, et détermine, suivant la cavité qu'elle affecte, ici des coliques violentes et l'appareil symptomatique d'un choléra ou d'un *ileus*, là une suffocation et des spasmes des organes thoraciques, simulant tantôt l'asthme, tantôt un anévrisme du cœur ou des gros vaisseaux, tantôt une angine de poitrine, ailleurs une somnolence invincible, un coma ou une apoplexie, et cent autres symptômes à formes nerveuses ou musculaires. Nous n'avons pas besoin de faire remarquer tous les dangers de semblables métastases; les médecins savent que c'est par ces gouttes anomales que périssent en général les goutteux.

Il y a une quantité d'espèces de goutte; nous ne les décrirons pas ici, nous dirons seulement que la goutte, soit aiguë, soit chronique, après avoir longtemps affecté une articulation, donne souvent naissance à des concrétions tophacées.

Une douleur aiguë, lancinante, brûlante, est l'élément qui constitue l'inflammation locale, au début d'une attaque de goutte, qu'elle accompagne toujours, mais avec des variations, selon la susceptibilité individuelle.

Sydenham, qui l'a d'autant mieux décrite qu'il en était affecté lui-même, rapporte Broussais (1), écrivait qu'elle paraissait moulée sur les articulations, ou plutôt sur les surfaces articulaires, au point qu'il semblait qu'on sentait les limites des articulations par celles de la douleur. Elle est d'autant plus

(1) Cours de pathologie interne.

vive, que les parties sont plus sensibles ; la rougeur en est la conséquence, ainsi que la tumeur et la chaleur ; signes caractéristiques de l'inflammation.

La goutte peut être acquise ou héréditaire ; elle vient à tout âge, mais plus spécialement dans l'âge mûr. On la confond le plus souvent avec les rhumatismes.

On peut assurer, écrivait Plenciz, que ce qui rend la goutte incurable, c'est principalement parce que l'on croit que cette maladie est d'une seule espèce, et qu'on cherche à lui opposer un seul spécifique. On a par là, ajoutait ce médecin, abandonné les voies de la nature (1).

Cullen était d'avis que la goutte ne pouvait avoir pour cause unique une matière ou humeur morbifique qui lui fût propre.

Il y a trois causes principales de goutte chez les différentes personnes sujettes à cette affection.

1° La pléthore, ou la trop grande abondance d'humeur, produite par un vice dans les excrétions, et notamment dans la transpiration. Cette cause dépend le plus ordinairement du défaut d'exercice.

2° L'altération des humeurs, que l'on ne peut méconnaître d'après des caractères marqués, tels,

(1) *Acta et observata medica.*

par exemple, que le scorbut : c'est encore au médecin à le constater.

3° L'affaiblissement des organes et surtout celui de l'estomac.

Les accès de goutte se terminent bien souvent par des urines rouges, contenant beaucoup d'acide urique ou des graviers d'urate d'ammoniaque, qui démontrent les rapports qu'il y a entre la goutte et les affections calculeuses des voies urinaires.

Suivant Berthollet (1), l'urine des goutteux renferme moins d'acide phosphorique que l'urine des individus bien portants, excepté dans le cas de paroxysme. Il paraît certain qu'à la suite de grands accès de goutte, elle contient une plus ou moins grande quantité d'acide rosacique, unie à l'acide urique. Tous les observateurs s'accordent à regarder le phosphate de chaux comme un des principes les plus abondants de l'urine des goutteux.

On lit dans Réveillé-Parise (2), que : « La plupart des médecins, rebutés des hypothèses faites sur la goutte, de leur insuffisance, de leurs dangers, s'en tiennent maintenant à la médecine des symptômes, médecine de surface, pour ainsi dire, qui court au plus pressé, mais ne guérit jamais. »

Les rapports étiologiques et pathologiques des

(1) ORFILA, *Dictionnaire de Médecine* en 21 volumes.
(2) Ouvrage cité.

maladies goutteuses, calculeuses, etc., sont évidents d'après le docteur Fourcaret (1) ; elles sont également caractérisées par la formation de divers dépôts de matière animale ou d'agrégats inorganiques dont l'origine est encore inconnue ; elles se développent plus souvent, les premières surtout, dans les grandes villes que dans les campagnes. La statistique va montrer que leur fréquence est en raison directe de la civilisation, sans en montrer parfaitement les causes.

« Il est faux, disait Broussais (2), que la goutte soit toujours une maladie constitutionnelle, et qu'elle ne soit jamais déterminée par des causes accidentelles. En effet, on l'a vue produite par des coups, des chutes et d'autres violences extérieures : d'où il est facile de conclure que les caractères assignés à la goutte ne sont pas suffisants pour en faire un être particulier, différent d'un autre être que l'on nommait rhumatisme ; mais qu'au contraire ces affections sont de même nature au fond ; que, quand la goutte est invétérée, elle se confond en totalité avec les rhumatismes articulaires. »

L'illustre fondateur de la doctrine physiologi-

(1) Mémoire lu à l'Académie de Médecine, en 1838.
(2) Cours de pathologie interne.

que (1) n'admettait pas de vice goutteux, car voici comment il s'exprimait un peu plus loin :

« Quant au vice goutteux, admis par les auteurs, » il ne peut être prouvé par le raisonnement, à » moins d'admettre un virus pour toutes les autres » phlegmasies. »

Ces deux opinions ont trouvé plus d'un contradicteur.

Dans la goutte aiguë et chronique, avons-nous dit plus haut, les articulations se couvrent parfois de concrétions tophacées, formées d'urate, de phosphate de chaux et d'une matière animale ; d'autres fois, cela n'a pas lieu ; on a vu ces concrétions se multiplier tellement dans certains cas, que l'économie en paraissait saturée ; mais cela se rencontre rarement, et alors l'art est peu puissant. « Quel- » qu'un a remarqué, disait gaîment Parise (2), que » de vieux goutteux étaient ensevelis vivants dans » la craie, et qu'on aurait pu élever un tombeau » avec le plâtre fourni par leurs articulations. »

(1) Cours de pathologie interne.
(2) Ouvrage cité.

DE L'INFLUENCE MORALE ET DES PASSIONS SUR LA GOUTTE.

Nous aurions à rapporter ici beaucoup de faits pour appuyer l'opinion qui consiste à prouver qu'un violent accès de goutte peut être arrêté instantanément par une commotion morale forte et subite, et qu'il peut également en résulter le retour de l'accès ; nous nous bornerons aux exemples suivants :

« Un homme (1) tourmenté par la goutte, fut enlevé de son lit par un prétendu spectre, qui le transporta sur ses épaules d'un étage élevé au bas de l'escalier, où il le laissa ; cet homme, que la frayeur avait saisi, recouvra l'usage de ses membres, et se trouva pour jamais délivré de sa maladie. »

C'est assurément, ajoute le spirituel narrateur, un des tours les plus utiles que les spectres aient jamais joués.

Un homme condamné à la peine capitale, et qui était sujet à la même affection depuis quarante ans, en fut guéri en recevant sa grâce.

Hallé rapporte qu'un goutteux recouvra l'usage

(1) Extrait du journal *la Santé*.

de ses membres à la suite d'un violent accès de colère.

En général, toutes les passions vives, la colère, l'amour et ses conséquences, le jeu, le vin, la table, les excès de veille et de travail, etc., etc., sont autant de causes occasionnelles de la production de la goutte, surtout chez les personnes qui y sont déjà prédisposées.

Il n'est pas rare de rencontrer des aberrations de la sensibilité dans la goutte et le rhumatisme, qui sont liés intimement par leurs effets au système nerveux : le fait suivant, bien qu'il ait été applicable à un rhumatisme, m'a paru assez rare pour le rapporter ici.

On lit dans le *Nouvelliste médical* (1) : « Tous ces rhumatismes aigus ont été guéris par les saignées générales et locales, les bains, etc., etc.

« Voici, toutefois, un cas d'aberration de la sensibilité bien extraordinaire, observé chez une femme qui était entrée à l'hôpital pour y être traitée d'un rhumatisme très-aigu à l'articulation radio-carpienne. Durant le traitement, la paume de la main devint le siége d'une sensibilité exquise et d'une nature particulière ; il suffisait d'y pratiquer la plus légère friction pour procurer à la malade toutes les

(1) N° 18, samedi 4 mai 1833. (Clinique de M. Bouillaud ; chef de clinique, M Donné.)

sensations du coït ; elle avouait elle-même que toute la sensibilité des organes génitaux s'était transportée dans la main, et qu'elle ne résistait pas au désir de se faire toucher cette partie par les personnes qui l'approchaient. A peine avait-on cédé à son désir, qu'elle tombait dans un accès nerveux, renversait sa tête en arrière, grinçait des dents ; et cet état, disait-elle, était aussi voluptueux que si elle se fût livrée au coït. »

DES DANGERS DE LA GOUTTE QUI SE TRANSFORME, ET DU RHUMATISME GOUTTEUX.

La goutte peut donner lieu au vertige, à l'apoplexie, à la mélancolie, à la manie, etc., etc.; lorsque cette affection se transporte des articulations sur le cerveau et sur les nerfs. Il faut éviter avec soin tout ce qui peut la répercuter.

L'asthme, la mélancolie, la manie, sont souvent terminés aussi par le rhumatisme ou par la goutte.

Les migraines, habituelles dans la jeunesse, se transforment parfois en hémorrhoïdes dans un âge plus avancé, et en goutte dans la vieillesse. De quel danger ne serait-il pas alors de vouloir guérir la goutte, qui rendrait au malade ses premiers accidents !

Le rhumatisme franc n'est jamais héréditaire ; la goutte, au contraire, peut se transmettre par ce moyen.

Sarcone cite des exemples où la goutte a été communiquée PAR CONTAGION. *Les petits chiens que, d'après lui, l'on met sur les membres affectés de cette maladie, seraient parfois devenus goutteux.*

Je laisse à cet auteur la responsabilité d'un fait que je crois *unique.*

D'un autre côté, à un certain âge, la goutte remplace souvent le rhumatisme d'un âge précédent.

Le rhumatisme peut être inflammatoire ; mais il peut aussi ne pas l'être. Il y a des espèces de rhumatisme où le spasme et l'état nerveux sont tels qu'on pourrait plutôt le placer dans les affections spasmodiques nerveuses, que parmi celles qui sont inflammatoires.

On a rapporté, dans les *Ephémérides des curieux de la nature*, des exemples de gouttes qui ont guéri l'épilepsie datant de vingt-cinq ans ; des attaques de goutte aux pieds, qui ont dissipé, dans une pleurésie, le point de côté et la fièvre ; enfin on l'a vue guérir une inflammation violente aux deux yeux :

d'où il faut conclure que l'on doit parfois la considérer comme un moyen dont la nature se sert pour se débarrasser d'une cause de maladie.

Lorsque la goutte se porte sur quelque viscère, il faut, sans perdre de temps, parer au mal et appeler un médecin éclairé.

Enfin, une vérité incontestable est qu'il ne faut pas toujours vouloir guérir la goutte ; que la tempérance et l'exercice sont de tous les remèdes les meilleurs, et que l'on cherche souvent au loin et à grands frais ce que la nature nous donne gratuitement.

Le docteur Lebrun (1) cite un cas de goutte remontée qui fut suivi de mort. Le docteur Bacewiez a vu quatre cas de goutte remontée ; il regarde comme un mauvais pronostic quand le ventre se gonfle, quand la température du corps diminue, quand le pouls devient petit et plus fréquent ensuite.

Kulezza a traité aussi un arthritique âgé de 50 ans qui, après avoir bu les eaux de *Marienbad*, a été atteint de la goutte. Après l'administration de la mixture de Scudamore pendant cinq jours, il a ressenti des douleurs dans le bas-ventre. Les ventouses, le calomel avec le gaïac, la saignée, les vésicatoires

(1) Bullet. de thér. méd.-chirurg. Septembre 1854.

sur les pieds, ont triomphé du danger. Cette goutte remontée s'est terminée par une sueur abondante, un pouls fort et des selles naturelles.

Liebchen a traité un goutteux chez qui cette maladie s'est jetée, à la suite d'un refroidissement, sur le péritoine. Les cataplasmes, la mixture de Scudamore, n'ont rien produit ; les frictions mercurielles avec le camphre, faites sur le bas-ventre, ont guéri le malade (1).

(1) Extrait par le docteur Smith, de Benfeld, des séances de la Société de médecine de Varsovie.

CHAPITRE II.

EXAMEN DES REMÈDES EMPIRIQUES ET NON EMPIRIQUES PRÉCONISÉS POUR GUÉRIR LA GOUTTE.

Le véritable médecin sait que la nature a mis des bornes à son art, qu'il ne lui est pas permis de les dépasser, qu'il n'est que son ministre, et doit, par conséquent, suivre ses indications. Lorsqu'il ne peut détruire le mal, il en diminue la violence ; il soulage le malade lorsqu'il ne peut le guérir, et il remplit un devoir en avouant avec franchise que la médecine ne possède aucun remède qui ait une action spécifique absolue. Celui qui parle différemment est un ignorant ou un charlatan ; il abuse, par spéculation, de la crédulité du malade.

Parmi les remèdes réputés spécifiques contre la

goutte, je citerai d'abord celui qui parut sous l'Empire, avec le titre de spécifique anti-goutteux américain. Il fut vanté dans sa nouveauté, parce qu'il venait de loin. Il se composait de gomme gaïac, dissoute dans du tafia. Pour que ce remède devînt avantageux au malade, et surtout au vendeur, il fallait que le premier en fît un usage journalier pendant plusieurs mois, et même pendant des années entières, sous peine de voir la maladie se renouveler d'une manière encore plus cruelle.

C'était une panacée ruineuse par sa cherté.

La *poudre du duc de Portland* fit de nombreuses victimes ; on a même assuré que sur cent malades qui en faisaient usage, quatre-vingt-dix ou environ périrent, dans l'espace de peu d'années, d'apoplexie, etc.

Que sont devenus ces remèdes et des centaines d'autres?

L'élixir anti-goutteux de Gachet (1), analysé par des commissaires, a été reconnu pour n'être autre chose que du foie de soufre en dissolution dans deux parties d'huile essentielle de térébenthine sur une partie d'huile de genièvre, à laquelle on ajoutait quelques gouttes d'huile animale empyreumatique.

L'élixir du général Lamothe eut une très-grande

(1) Journal de médecine, mars 1788.

vogue dans le siècle dernier, et se vendait *un louis la goutte.*

Le temps et l'expérience en ont également fait justice.

Le fameux remède de Pradier, si vanté et si connu, a été également abandonné. Pour préparer son cataplasme, il fallait préalablement avoir composé la teinture du même nom, dont voici la composition ; je la donne ici parce que des médecins de l'ancienne école m'ont assuré l'avoir employée avec quelque succès, comme Réveillé-Parise, par exemple.

Baume de la Mecque..........	24	grammes.
Kinkina rouge...............	30	d°
Safran......................	15	d°
Salsepareille...............	30	d°
Sauge.......................	30	d°
Alcool rectifié.............	1500	d°

Faites macérer pendant 24 heures et mêlez avec :

Eau de chaux................	600	d°

On versait sur un large cataplasme de farine de lin 60 grammes de cette liqueur.

Ce moyen local était difficile, peut-être, à supporter par les goutteux, dont la sensibilité est le plus souvent exaltée.

Tenue secrète dans le principe, cette recette eut une grande réputation contre les douleurs arthritiques, à ce point que le gouvernement crut devoir l'acheter; mais, une fois connue, elle tomba dans l'oubli.

On pourrait, assure le docteur Foissac, qui en a fait l'essai, l'employer avec avantage dans les répercussions dangereuses de la goutte.

L'eau médicinale de Husson, et *la poudre de Postdam*, purgatifs énergiques; *l'anti-goutteux* de Want, dont les succès ont été si exagérés en France et en Angleterre, et dont la composition était la même, assure-t-on, n'étaient que des préparations où le colchique entrait pour une bonne part.

Parmi les remèdes empiriques, on en a vu avoir des résultats favorables, en soulageant les malades atteints de goutte chronique, tels que l'*huile animale* de Dippel, la multiplication infinie des verres d'eau chaude de feu Cadet-Gassicourt, que les hydropathes remplacent de nos jours par l'eau froide; la *poudre* de James, les eaux gazeuses; *l'eau de chaux*, d'après le docteur Wytt, citée par Scudamore comme avantageuse pour exempter des retours fréquents de la goutte; le *liniment de Quarin*, pour l'usage externe, et tant d'autres mentionnés ailleurs. Mais il répugne souvent aux médecins honnêtes de recourir à des essais, et c'est là ce qui se passe dans l'empirisme.

Parlerai-je du sirop de M. B... d'Auch, soupçonné d'être fait avec le colchique? de la préparation qui a un moment fait du bruit pour avorter ensuite, du docteur T... ? Il y entrait du camphre, du chlorure de chaux, peut-être, etc. Une seule application s'est offerte à moi, chez une pauvre portière, qui n'en a d'ailleurs obtenu aucun avantage.

Que dire de la *teinture* de C., de Montluel? de l'appel fait AUX AMIS DE L'HUMANITÉ par *un anonyme, qui ouvrait une souscription, dont le minimum individuel serait de 40 fr. et qu'il se réservait d'accepter ou non, suivant le chiffre total, pour après faire connaître son secret*, qui aurait guéri pendant vingt-cinq ans une foule d'officiers généraux et autres, fort connus de l'armée? du sirop de Grannat? de la *pommade antialgique* du révérend Mauw...ge contre le rhumatisme et les maladies nerveuses, etc. ?

M. Grandjean (1), médecin à Void (Creuse), dit avoir employé avec succès l'oxyde blanc d'antimoine dans le traitement du rhumatisme articulaire.

Les aristoloches ont été conseillées dans la goutte (2); les médecins écossais en ont fait un spécifique, et, sous ce rapport, Alston déclare *l'aristoloche clématite* préférable aux autres espèces. Selon Helde, l'aristoloche administrée en poudre ou en

(1) Bulletin de thérapeutique.
(2) Journal des conn. méd.-chirurg. 1832, n° 1.

extrait, et principalement en essence simple ou teinture alcoolique, prévient les accès de goutte et calme même les spasmes que les goutteux éprouvent fréquemment dans les jambes avant le paroxysme. On l'a également préconisée contre le rhumatisme.

A dose trop élevée, elle peut donner des crampes d'estomac, de vives douleurs intestinales, des vomissements, des superpurgations et même des pertes et des avortements (1).

Alibert, et quelques modernes, lui ont refusé toute propriété énergique; et les accidents que je viens d'indiquer seraient illusoires. Peut-être a-t-on mal expérimenté de part et d'autre, et la saison et le lieu où l'on a recueilli la plante étaient-ils mal choisis? quoi qu'il en soit, on ne l'emploie pas de nos jours.

La *pulsatille* (2) a été recommandée à l'intérieur par Stoerck, contre cette maladie. On l'a quelquefois employée dans les campagnes, mais alors en topique sur le siége du mal. Bulliard, pour faire connaître les dangers d'une application trop prolongée de ce topique sur la peau, rapporte le fait d'un vieillard chez lequel cette plante, laissée douze heures sur le mollet, dans le but de guérir un rhumatisme très-douloureux, produisit la gangrène d'une grande partie du membre. Le mal céda aux fomentations

(1) Revue de thérap. méd.-chirurg. Mai 1853.
(2) Idem, octobre 1853.

d'eau-de-vie camphrée. Cet homme fut du reste complétement délivré de son rhumatisme.

On connaît la réputation des *pilules* de Lartigues, pharmacien de Bordeaux ; ce remède contient, assure-t-on, des semences de colchique. J'en ai éprouvé d'assez bons résultats, ainsi que quelques-uns de mes amis.

Orfila rapportait, à son cours de chimie, les essais heureux que M. le docteur Gendrin a faits du *sulphyte de carbone* contre les rhumatismes goutteux à la dose de 1, 2 et 3 gouttes prises dans un verre d'eau sucrée. Parise parle aussi, comme moyen externe, des pommades de ce médecin avec l'iode.

On a encore préconisé le *sulfate de kinine*, précédé d'un purgatif salin ; moyens quelquefois utiles, le plus souvent insuffisants.

M. le docteur Gintrac (1), praticien distingué de Bordeaux, a essayé et recommandé l'extrait alcoolique d'*aconit-napel*, comme très-avantageux, si ce n'est même comme spécifique, sans danger, ni inconvénients, dans les affections rhumatismales chroniques et les névralgies qui en dépendent.

Murray a vanté cette plante vénéneuse, en rapportant le témoignage de plusieurs médecins.

M. Lombard (2), médecin de l'hôpital civil et mi-

(1) Journal des conn. méd.-chirurg. 1835.
(2) Idem.

litaire de Genève, a recommandé un mode spécial de préparation de l'aconit.

M. Houeix, médecin à Ploërmel, a vanté l'efficacité du camphre dans le rhumatisme ambulant. Ce moyen avait déjà été préconisé par M. Dupasquier (1).

Le docteur de Gaglia éprouvait des atteintes irrégulières de goutte, lorsque la maladie se fixa sur les mains. Il quitta le lit qu'il gardait alors et il reprit l'usage de la pipe. Le doigt médius de la main droite étant très-douloureux, il s'avisa de le fumiger, en dirigeant toute la colonne de fumée sur l'articulation. La douleur commença bientôt à diminuer et s'était totalement dissipée quand le goutteux posa sa pipe, l'articulation du doigt malade était couverte d'une sueur visqueuse. Depuis, la goutte n'a pas reparu. Le docteur recommanda son remède à d'autres goutteux; et il fait mention de trois individus qui ont été guéris plus ou moins vite en suivant son conseil.

Dans un mémoire récent, MM. J. A. Socquet, médecin de Lyon et J. Bonjean, pharmacien à Chambéry, recommandent, sous la dénomination de *préparation dialytique*, le silicate et le benzoate de soude, unis à l'aconit et au colchique, dans le

(1) Revue médicale, 1826. *Annali universali di medicina*, vol. LXVIII.

traitement de la goutte, de la gravelle et du rhumatisme chronique.

1° Le silicate de soude faciliterait l'élimination de l'acide urique, et pourrait aller jusqu'à alcaliser les urines.

2° Le benzoate de soude transformerait l'acide urique en un acide hippurique, dont les combinaisons sont extrêmement solubles; celles d'acide urique l'étant peu.

3° Le colchique entraînerait promptement par la voie des urines le reste de l'acide urique que pourrait encore contenir le sang.

4° L'aconit agirait sur l'élément douleur.

Ce traitement rationnel, mais compliqué, a besoin de la sanction de l'expérience.

Notons, en passant, que l'on rencontre encore là le colchique, comme moyen curatif de la goutte.

Nous devons dire, pour rendre hommage à la vérité, qu'un de nos collaborateurs, le docteur Guérin, ancien médecin-major de l'artillerie à pied de la Garde-Impériale, a obtenu un succès, par ce moyen, chez un officier goutteux.

Frappé (1) des rapports qui existent entre la goutte et la gravelle d'acide urique, et très-porté à croire que ces deux maladies tiennent à une même

(1) PATISSIER : *Manuel des eaux minérales naturelles*, etc., 1 vol. in-8°, 1857, 2e édition, page 227.

cause, quoique ayant leur siége dans des organes différents, M. Petit avait pensé, il y a des années, que l'on pourrait également tirer parti de l'action chimique que ces eaux exercent sur toute l'économie pour attaquer et détruire la goutte ; les résultats que ce médecin a obtenus jusqu'à présent démontrent que, dans la plupart des cas, les eaux de Vichy doivent être employées comme le remède le plus puissant qu'il soit possible d'opposer à cette cruelle maladie.

Le docteur A. Ure (1) est conduit, par une série de faits qui s'enchaînent, à conclure qu'on trouve une grande quantité d'acide urique dans les urines d'un individu en proie à une attaque de goutte, tandis qu'avant l'accès, le plus souvent, l'urine ne contient pas la plus petite quantité de cet acide.

Puis, considérant la facilité avec laquelle l'acide urique se combine avec la soude du sang pour former un urate de soude, il en conclut que plusieurs des phénomènes de la goutte se rattachent à une altération du sang par ce sel ; il rappelle également à l'appui de cette assertion que la gangrène sénile attaque surtout les personnes qui ont mené une vie molle et luxurieuse, et qui ont souffert antérieurement de la goutte. L'action secrétoire du foie dimi-

(1) London medical Gazett (Voir le *Journal des conn. méd.-chirurg.* Septembre 1845, n° 3.)

nue, selon l'auteur, dans le cas où l'acide urique est en excès dans l'économie, et la nécessité où l'on est de stimuler l'action du foie par des moyens appropriés. Or, pour remplir cette indication, l'auteur s'est trouvé amené à essayer le *sulfate de manganèse*, sel neutre, qui a une action spéciale sur le foie, puisqu'il existe à l'état de proto-carbonate dans les eaux de Marienbad, de Carlsbad, et autres eaux minérales d'Allemagne, si chères aux goutteux.

Il développe plus loin son mode d'emploi, son action (4 grammes par demi-pinte d'eau).

L'*éther acétique* a été conseillé par Sédillot, en France; il est ensuite tombé dans l'oubli, bien à tort, suivant M. Ure. Il a une action sédative qui trouve son indication dans la période la plus aiguë de la maladie; on doit l'employer en frictions douces sur toute la surface malade, à la dose de 45 grammes toutes les douze heures, en tenant le malade chaudement après chaque friction.

Le *naphte de houille* est un hydro-carbone pur, presque identique, tant par sa nature que par ses propriétés, avec la substance connue sous le même nom, et vantée dans les temps les plus anciens.

M. Ure fut conduit à essayer *l'huile de naphte* de charbon purifiée dans le traitement de la goutte, sur la remarque du chef d'une grande manufacture de Birmingham, où on le prépare, que les maladies articulaires étaient tout à fait inconnues au milieu de ses ouvriers, tandis qu'elles étaient très-communes parmi ceux des autres manufacturiers de sa connaissance.

Dans le cas où la goutte est à l'état sub-aigu, l'auteur s'est très-bien trouvé de passer simplement, et de temps en temps, sur l'articulation douloureuse un petit pinceau trempé dans l'huile de naphte; il a souvent arrêté ainsi des accès dont les prodromes étaient graves. Appliqué ainsi localement, le naphte détermine une sensation de chaleur accompagnée quelquefois de légers élancements. Jamais, dans le cas où il l'a employée, il n'a observé de disposition au déplacement si redouté de l'affection goutteuse.

L'auteur rapporte six observations, dont une très-concluante de goutte latente mise en activité par une cause externe. Maintes fois depuis, ce malade a été menacé du retour de ses anciens accès : mais il les a constamment détournés en employant le naphte à propos.

Le docteur Smith, de Cheltenham, traite le rhumatisme chronique, la sciatique, et d'autres affections douloureuses, par des bains dans lesquels il fait entrer 2 livres de soude du commerce, 1/4 de pinte ou 1/2 pinte d'huile de térébenthine, et 1/2 pinte d'huile de romarin. Si le malade est jeune, ou bien s'il a la peau fine, il réduit la dose d'huile de térébenthine à 2 onces. Ces bains peuvent s'employer dans les jours les plus froids de l'hiver; la vapeur qui s'en échappe n'est pas très-désagréable ; la bouche conserve seulement pendant quelque temps un goût d'essence de térébenthine. A cela près, le malade éprouve dans le bain une sensation de calme et de bien-être ; quand il en sort, la peau offre un velouté qu'elle n'avait pas, la respiration est plus facile; mais l'haleine est chargée d'une forte odeur de térébenthine. On ne doit pas rester plus de dix ou quinze minutes dans ces bains, et en commençant à les prendre, il est bon de diminuer de moitié les doses d'ingrédients que nous avons indiqués. Ces bains se répètent tous les deux ou trois jours.

Le docteur Gaffard, d'Aurillac (1), dit avoir décomposé les pilules de Lartigues, et trouve aux siennes autant d'efficacité, non-seulement contre la goutte, mais contre les douleurs rhumatismales et névralgiques. Ce médecin n'a pas voulu garder son secret pour lui et il l'a envoyé à la société de médecine de Toulouse, qui l'a fait expérimenter par une commission prise dans son sein, et qui en a publié la formule que voici, dont nous lui laissons la responsabilité :

(1) Revue de thérap. méd.-chirurg. Octobre 1853.

R. Extrait de cévadille, préparé à l'alcool bouillant........................ 1,00
Aloës des Barbades..... } 5,00
Scammonée d'Alep vraie. }

F. S. A. 96 pilules qu'on roulera dans du lycopode ou dans la poudre de gomme.

On donne deux de ces pilules toutes les six heures jusqu'à l'effet purgatif prononcé, c'est-à-dire quatre ou cinq et jusqu'à huit ou dix purgations dans les vingt-quatre heures.

On en continue l'usage quelque temps pour obtenir un effet durable ; mais comme leur action purgative est en raison directe de la répétition des doses, comme il importe de régulariser cet effet et de le rendre uniforme, il faut que les intervalles d'une prise à l'autre soient graduellement croissants.

La raison arithmétique de cet accroissement devra être de trois heures. Ainsi, après avoir obtenu l'effet désirable, à quelque nombre qu'on soit arrivé, on retardera la prise suivante de trois heures ; au lieu de six heures, on en mettra neuf ; à la prise suivante on en mettra douze ; à la suivante quinze, et ainsi de suite, jusqu'à ce qu'on ait consommé une vingtaine de pilules, nombre ordinairement suffisant.

Par dessus chaque prise de pilules, on doit boire

une tasse d'infusion chaude et légère de tilleul, de sureau et de thé, pour en faciliter la déglutition et la digestion. Ce sera la boisson ordinaire du malade pendant l'effet du purgatif.

Il faut au moins une heure entre l'effet purgatif des pilules et le repas.

M. Agostinacchio (1) parle d'un médicament spécifique qui aurait une origine très-ancienne et toute française d'ailleurs. Il aurait été transmis à Cirillo par un riche Anglais, qui lui-même apportait la recette de Montpellier. Quoi qu'il en soit, voici cette simple formule; elle a été longtemps tenue secrète dans les officines de quelques couvents d'Italie :

On prend 180 grammes de *teucrum pollium*, autant *d'ajuga iva*, autant *d'artemisia vulgaris*, et on les fait infuser pendant vingt-quatre heures dans 10 kilogrammes et demi d'eau. On fait ensuite bouillir le tout à feu lent dans un pot de terre verni, jusqu'à réduction du tiers ou de la moitié. On passe avec expression et l'on ajoute à la décoction 3 kilog. de térébenthine de Venise. On fait ensuite de nouveau bouillir jusqu'à réduction du tiers ou de la moitié. On enlève le vase du feu, on laisse refroidir et on en tire toute l'eau ; ce qui reste alors est con-

(1) Il filiatre Sabezio (Voir le *Journal des conn. méd.-chirurg.* de janvier 1847.)

servé pour l'usage dans un pot de terre verni en dehors et en dedans.

Le goutteux doit prendre tous les matins, avant de manger, un bol de cette masse, du poids de 4 grammes, boire par dessus un verre d'eau fraîche, et continuer ainsi toute sa vie. Il sera bon, pour renforcer l'effet de cette médication, qu'à l'époque des équinoxes et des solstices, il se mette pendant une vingtaine de jours à l'usage quotidien de 2 grammes de salsepareille en poudre, sans discontinuer pour cela celui des bols. Il est à peine besoin de dire que le malade observera la plus stricte tempérance... Il s'abstiendra de faire excès d'huile, de vin, de spiritueux, d'aromates et de condiments, de chocolat, de café, de viande et de poisson salés. Il suivra un régime aussi peu azoté que possible.

S'il y a de la constipation, on purge, et, de préférence, avec les purgatifs salins.

Ce médicament est en grande vogue à Naples comme remède populaire. M. Agostinacchio n'affirme pas toutefois qu'il guérisse toujours radicalement, mais il jouit, dans la plupart des cas, d'une efficacité incontestable, en éloignant le retour des accès et en les soulageant. Dans quelques cas aussi, que l'auteur cite, il a procuré une guérison complète.

En Allemagne, le docteur Rave préconise la *sa-*

bine (*intus et extrà*) dans les cas où la goutte a produit des contractures des membres, ou des paralysies. La sabine est employée à l'extérieur sous forme de bains locaux, que l'on prépare avec une infusion de cette plante ; ou bien on fait des frictions sur les parties malades avec l'essence de sabine.

Pour l'usage interne, on triture ensemble 15 grammes de sucre et autant de feuilles fraîches de sabine, de manière à faire un mélange exact ; le tout est divisé en douze parties : le malade en prend une toutes les heures.

R.	Racine de calamus aromaticus..	90	grammes.
	Herbe de sabine	60	d°

Faites infuser dans un litre d'eau bouillante.

Cette dose doit servir pour cinq jours.

Le docteur Goëden recommande le liniment suivant dans la goutte invétérée :

R. Phosphore		2 gr.	80 cent.
Huile essentielle de sabine.	de chaque.	15 d°	»
d° de térébenthine.			
Ammoniaque		60 d°	»

Le malade se frictionne de ce liniment au sortir du bain.

Kopp vante l'usage externe du mélange suivant :

Baume de copahu. / d° du Pérou...	de chaque.	75 grammes.
Huile de sabine		4 d°

On imbibe de ce mélange un plumasseau de charpie, et on l'applique sur l'endroit malade.

En dehors de la sabine, deux autres médications empiriques ont été recommandées en Allemagne.

Ainsi, Fischer dit avoir employé avec un grand succès le *bi-carbonate de soude* à dose croissante, à l'intérieur et à l'extérieur ; il ajoutait quelquefois aux bains le *calamus aromaticus*.

Hobeland, dans le cas de goutte compliquée, de contracture et de nodosités articulaires, avait recours aux fumigations de *vapeur de fourmis*. On tâche de se procurer ces insectes aux mois de juin et de juillet ; on préfère, à cet égard, ceux de la grande espèce que l'on trouve dans les bois. On verse sur les fourmis de l'eau bouillante, et le malade tient la partie affectée dans la vapeur qui s'élève.

Ces recettes sont autant de moyens empiriques, tout à fait inconnus chez nous. On pourrait, sans doute, les utiliser quand on est à bout de ressources. Nous ferons remarquer, toutefois, que les doses de sabine, dans les premières formules, pour l'usage interne, nous paraissent beaucoup trop élevées. On devrait, en commençant, les diminuer de moitié sinon des deux tiers, sauf à les augmenter ensuite (1).

M. Séraphino Belli commence par administrer, trois ou quatre jours de suite, le purgatif suivant :

Sulfate de magnésie........	30	grammes.
Nitrate de potasse..........	12	décigram.
Sulfate de fer...............	8	d°

Dissolvez dans 750 grammes d'eau.

On prendra à jeun, en trois ou quatre fois. Après deux semaines de suspension, on en recommence l'usage de la même manière, et ainsi de suite durant plusieurs mois.

L'auteur veut qu'on prenne, en outre, ce purgatif dès le premier signe précurseur de la goutte.

Il promet, il va même jusqu'à affirmer sur l'honneur que, pris à temps, ce remède prévient constamment le retour des accès. Il importe donc que les malades s'habituent à en bien discerner les signes avant-coureurs, à savoir les distinguer de tout autre malaise plus ou moins analogue.

Le second remède, qui sert d'auxiliaire à celui-ci,

(1) Journal des conn. méd.-chirurg. 15 mai 1852. (*Note du rédacteur.*)

n'est pas plus nouveau : c'est le suc de *chicorée sauvage*, dont il fait prendre 100 grammes à jeun, mêlé, pour le rendre plus agréable, avec 30 grammes de sirop de fraises. Il faut en faire un usage constant, durant toute l'année ; ne le cessant que les jours où l'on se purge, et le remplaçant, dans la saison où la plante manque, par l'infusion ou la décoction de la plante sèche.

Le régime alimentaire ne comporte d'autre prohibition que celle du lait, du fromage, des alcooliques, des salaisons, de la viande de porc ; et encore est-ce plutôt l'abus que l'usage que l'on interdit...

Un médecin de Bergerac, M. le docteur de Larue, a proposé en 1852 (1), à défaut, dit-il, d'une médication plus satisfaisante de la goutte et du rhumatisme, une plante fort répandue dans les climats tempérés de l'Europe, le frêne commun (*fraxinus excelsior*) de la famille des jasminées (Jussieu).

Il cite avec détail l'observation favorable qu'il a recueillie chez sa mère, laquelle, à bout de ressources, avait employé ce médicament, sur l'indication de sa tailleuse de robes. Notre confrère y vit un si beau succès, qu'il y recourut d'autres fois, chez sa mère et chez ses malades, dans toute espèce de goutte et de rhumatisme.

(1) Journal des conn. méd.-chirurg., 1er août 1852.

La feuille dont on se sert est ramassée vers la fin de juin, et convenablement desséchée (elle vaut mieux sèche que verte) ; il la donnait : 1° en décoction à la dose de 10 à 20 grammes pour 200 grammes d'eau, à prendre, après l'avoir aromatisée, par tasses à thé, toutes les trois heures, ou seulement le matin à jeun et le soir après la digestion du dernier repas, suivant l'intensité de l'affection ; 2° en lavements fractionnés au nombre de deux ou trois par jour, ayant pour base la même formule que la tisane ; 3° appliquée et maintenue, pendant un temps plus ou moins long (quelques heures), sur les points douloureux, d'autres fois sur tout le corps, le visage excepté, après l'avoir chaque fois préalablement fait chauffer légèrement dans une étuve quelconque.

M. de Larue ajoute, sous forme de réflexions, que Césalpin, Lobel, Helwig, et Coste, parlent de l'écorce de frêne, comme étant un fébrifuge comparable au quinquina, tandis que d'autres reconnaissent aux feuilles un effet purgatif, astringent, et même, d'après Gilibert, applicable au traitement des scrofules. Mais aucun n'avait jusqu'ici attribué à cette plante les vertus particulières que l'expérimentation lui a révélées.

« Ainsi, sans repousser, ajoute-t-il, le dire de ses devanciers, qu'il croit cependant entaché d'erreur et d'exagération, il constate que cette substance, appartenant à la classe des hyposthénisants, pouvant être administrée longtemps sans inconvénients et ayant une action généralement assez prompte, paraît agir spécifiquement sur les vices rhumatismal et goutteux. »

M. le docteur de la Bonnardière (1), médecin à Crémieu (Isère), a recueilli les observations suivantes, à l'occasion des cataplasmes de *feuilles de chou.* Il rappelle d'abord le passage d'un auteur ancien qui recommande les feuilles de chou en cataplasmes dans la pleurésie, ou plutôt dans la pleurodynie, et il transcrit la lettre suivante, qui fut écrite en 1830 à son père par un vieux goutteux, lequel avait trouvé dans ces cataplasmes un grand adoucissement à ses maux :

« *Le Mémorial Béarnais* annonce qu'un goutteux de Pau a découvert, dans les feuilles de chou amorties sur la flamme et appliquées chaudes sur la partie affectée, un remède souverain. Il n'a plus eu d'attaques, et ses membres, auparavant engourdis, ont acquis une souplesse dont il est lui-même étonné.

» J'ai répété cet essai sur moi-même. J'avais la goutte au pied gauche. J'ai fait usage de feuilles de chou. La douleur, qui était grande, a disparu aussi-

(1) Journal des conn. méd.-chirurg. Octobre 1848.

tôt, et il serait à désirer que tous mes confrères fussent aussi heureux que moi, etc.

» M. de la Bonnardière a été témoin du soulagement que ces applications de feuilles de chou apportaient aux souffrances de ce goutteux; mais il ne confirme par aucune autre observation la précieuse vertu de ce topique, dont l'usage a peut-être coïncidé, chez le malade, avec une amélioration fortuite telle qu'on l'observe si souvent dans les affections rhumatismales et goutteuses. » (Juillet 1848.)

Nous avons dernièrement fait usage de ces mêmes feuilles, ajoute le rédacteur, avec un prompt succès, dans un cas de douleur de l'épaule, consécutive à une pneumonie, et dans deux cas de pleurodynie.

M. Barthella (1) a publié dans la *Gazette médicale de Toscane* trois cas dans lesquels il a triomphé d'accès de goutte, par le *chloroforme*, à la dose de 25, 40, 50 et 60 gouttes, appliqué sur les orteils douloureux au moyen d'un linge. On enlevait l'appareil au bout de dix minutes à trois quarts d'heure : quand la peau des orteils avait rougi, ordinairement la douleur avait diminué, au point que la pression devenait supportable. Quelquefois il a

(1) Revue de thérap. méd.-chirurg. Octobre 1853.

fallu réitérer deux fois l'application du chloroforme ; mais dans chacun de ces trois cas, on a débarrassé le malade de ses douleurs.

Nous n'insisterons pas davantage sur ce moyen, qui a nombre de fois été employé dans les rhumatismes avec des succès divers.

CHAPITRE III.

DU TRAITEMENT RATIONNEL DE LA GOUTTE.

Certains médecins se sont étrangement trompés, lorsqu'ils ont voulu ne guérir la goutte que par des moyens externes. Je m'abstiens à dessein de désigner des noms propres. La goutte est une maladie générale qui se manifeste par des symptômes locaux, et ce n'est qu'en modifiant, actuellement ou consécutivement, la disposition générale de la santé qu'on parvient à soulager ou à guérir l'accès ou la maladie. Que de circumfusa viennent aider la médecine pour atteindre ce résultat ! Ainsi, l'alimentation, l'exercice, la profession, le genre de vie, l'idiosyncrasie, la saison, etc., sont autant d'ennemis à craindre ou d'amis à protéger. On arrive ensuite à combattre les symptômes locaux par des topiques spéciaux, ces auxiliaires utiles, insuffisants et incertains ; mais que peut-on en attendre si l'on ne justifie auparavant cet aphorisme : *Sublatâ causâ, tollitur effectus ?*

Néanmoins je ne dois pas passer sous silence le fait suivant que renferme un journal (1) : « On trouve, est-il dit dans *la Lancette anglaise*, l'observation d'un homme de quarante-cinq ans, qui fut guéri en peu de temps d'un rhumatisme goutteux au pied, au genou et au poignet, par le passage réitéré de *l'aimant* autour de ces articulations. Chaque fois qu'on appliquait le remède, le malade éprouvait un soulagement marqué. »

Nous ne pouvons nier absolument ce fait, sans y ajouter une foi aveugle ; après tout, c'est un fait isolé en faveur des sympathies. En s'aidant de l'expérience on se dit :

S'il est naturel à celui qui souffre de désirer la santé, la raison ne doit-elle pas venir à son aide et l'empêcher de livrer son existence au premier charlatan dont on lui parle ? Peut-on ignorer que ces sortes de gens savent promettre avec la plus grande effronterie la guérison des maux même les plus incurables ? On ne s'aperçoit souvent que trop tard de leur unique but, celui de débiter à haut prix des

(1) Le Nouvelliste médical, 24 août 1833.

remèdes secrets, universels, spécifiques, et des applications merveilleuses.

Si le véritable médecin consulté veut donner son avis, selon ses lumières et sa conscience, sur le traitement du charlatan, les prôneurs, gens souvent à ses gages, ne manquent pas d'affirmer que c'est par jalousie que le médecin tient ce langage. Serait-il donc vrai que le peuple aime à être trompé ?

Le véritable moyen de prévenir les accès de goutte, c'est de régler, autant qu'il est possible, ce qu'on a appelé mal à propos les six choses non naturelles ; car il n'y a rien de plus naturel que de boire, manger, dormir, etc. Je l'appellerai avec plus de raison régime diététique.

Le régime a trois objets différents sur le corps vivant, comme l'a dit Hippocrate : de le conserver dans sa vigueur naturelle, ou de le rétablir dans son état primitif, ou enfin de maintenir les habitudes déjà formées.

L'air, les aliments et les boissons, le sommeil et la veille, l'exercice et le repos, les excrétions et les passions de l'âme, sont ce qu'il faut surtout considérer pour pouvoir se conserver en santé.

Les personnes sujettes à la goutte seront toujours bien vêtues ; les extrémités inférieures ne devront pas être trop couvertes, surtout lorsqu'on sera sujet à la constipation ; les goutteux pourront faire usage de chaussons faits avec une toile cirée fine.

La laine porte, il est vrai, la goutte aux extrémités inférieures ; mais elle la détourne des viscères.

Ils habiteront des lieux élevés où l'air soit pur, ainsi que les pays chauds. Van-Swieten rapporte qu'un goutteux, perclus des mains et des pieds, fut parfaitement guéri par un long séjour aux Indes.

Ils devront éviter de dormir pendant le jour, se coucheront de bonne heure et se lèveront matin, en se privant de lits de plume et d'édredons.

Ils ne s'exposeront point aux passions violentes, aux excès vénériens, ainsi qu'aux travaux forcés de l'esprit.

Ils feront un exercice journalier, qu'ils sauront distinguer de la fatigue. Celui que l'on prend à cheval, par exemple, ou en jouant au billard, est utile. Le mouvement de la voiture n'est pas un exercice convenable, puisque le corps n'est pas mis suffisamment en mouvement. Stahl rapporte l'histoire d'un jeune homme qui éprouvait presque continuellement des douleurs atroces de goutte; une frayeur produite par un incendie l'obligea à porter de grands fardeaux ; ce jeune homme resta deux années sans éprouver aucune douleur. C'est avec raison que Celse recommande fortement l'exercice musculaire dans cette maladie ; cet exercice l'emporte même, comme préservatif de la goutte, sur le choix d'un régime sage.

Le travail est par conséquent un excellent préservatif.

Les accidents inflammatoires de la goutte (1) doivent être cependant tempérés, dans la vue de faciliter les crises, et non pas seulement dans celui d'épargner de trop grandes douleurs aux malades. On a recours, en conséquence, aux antiphlogistiques et même à la saignée, souvent prescrite avec succès, ainsi que les émissions sanguines locales; mais il ne faut pas que celles-ci soient trop abondantes, car elles décident souvent dans l'inflammation goutteuse un œdème que l'on n'a pas à redouter dans l'inflammation ordinaire. Ces émissions sanguines, quelles qu'elles soient, sont souvent insuffisantes pour calmer les atroces douleurs des goutteux. Force est alors de recourir à des narcotiques, dont l'emploi a besoin d'être dirigé avec une grande prudence. On a vu quelquefois des cataplasmes opiacés décider la gangrène d'une tumeur phlegmoneuse; ils peuvent encore, dans l'inflammation goutteuse, arrêter les efforts éliminateurs et décider une prompte rétrocession de la goutte. Ces métastases sont heureusement assez rares, mais il

(1) Finot, *médecin ord.* t. V, 2e série. (Recueil des mémoires de méd., chirurg., pharm. milit.)

n'est point de médecin praticien qui ne sache avec quelle facilité la goutte articulaire abandonne, pendant la durée de l'accès, les lieux qu'elle occupe pour se porter sur d'autres organes et y décider les accidents les plus graves, soit immédiatement, soit consécutivement.

La douleur est un des éléments les plus actifs de la fluxion goutteuse ; il importe de ne pas supprimer cette douleur, et ce n'est pas sans raison que Sydenham, qui devait s'entendre en fait de goutte, a dit : *Podagra est amarissimum pharmacum*. Les topiques narcotiques ont peut-être moins de danger, en ce que les remèdes, sous cette forme, sont plus faciles à manier. De tous les narcotiques, le colchique est celui dont on a retiré les avantages les plus constants. Alexandre de Tralles employait déjà contre la goutte le *colchicum illyricum*, sous le nom d'*hermodactylon*. Le *colchicum autumnale* fait la base de l'eau médicinale d'Husson, que l'exemple du célèbre Banler mit si fort à la mode dès les premières années du siècle dernier. Le remède de Raynolds, le sirop de Boubée, les pilules de Lartigues, et tant d'autres remèdes secrets, sont essentiellement des préparations de colchique. Toutes ont été données comme spécifiques et n'ont jamais guéri la goutte, mais elles sont d'un grand secours pour le soulagement des goutteux, qui, naturellement, en ont fait abus. Ils ont cru se guérir de la goutte, en dissipant l'inflammation goutteuse des articulations, et il est arrivé de ces guérisons par le colchique ce que Cullen disait des poudres fameuses de Portland, c'est qu'elles ont converti la goutte aiguë en goutte chronique, et que, par leur action sur le cerveau, elles ont affaibli cet organe et l'ont disposé à des congestions, à des paralysies et à des apoplexies, lorsqu'on n'en a pas dirigé l'emploi avec une grande prudence.

On voit par une lettre de l'empereur Adrien, écrite d'Alexandrie, en Egypte, à Servianus, que dans ce pays on donnait aux goutteux un travail proportionné à leur état.

Les frictions prolongées sur tout le corps sont un des moyens de se préserver du retour des accès de goutte. On augmente par là la transpiration et le ton de tout le corps ; ce qui prévient la formation de cette affection.

En général, les bains de pieds ne conviennent pas. Cette pratique, qui a eu de la vogue, a été abandonnée parce qu'on n'en a pas observé de bons effets. Barthez pense même qu'elle peut être nuisible dans certains cas et déterminer la goutte à se porter vers des parties essentielles à la vie. Cependant il peut se présenter tel cas où il soit utile de recourir à ce moyen pour déterminer la goutte à se fixer aux jambes.

Le vin est surtout contraire aux personnes sujettes à la goutte, qui ont beaucoup de sang. Les vins acides et le cidre disposent particulièrement à cette maladie. Cependant les vins vieux et bons, surtout celui de Madère, et autres, secs et généreux, pris avec modération, peuvent être, dans certains cas, des préservatifs chez les personnes faibles et avancées en âge.

Réveillé-Parise conseille aux goutteux une boisson préparée avec moitié vin de Champagne et moitié petit lait ; elle lâche, dit-il, le ventre.

L'eau fraîche et pure est encore la meilleure de toutes les boissons ; elle neutralise les acides de l'estomac et donne du ton à cet organe.

Les personnes disposées à la goutte doivent s'abstenir des viandes grasses et succulentes. Les végétaux sont souvent utiles dans la goutte invétérée. Le régime mixte est, en général, le plus convenable. Les aliments doivent être aromatisés. On évitera ceux qui sont indigestes, venteux, surtout lorsque le malade est d'un âge avancé.

Au reste, c'est à celui qui est sujet à cette maladie à faire ses observations sur le régime et sur les aliments qui paraissent mieux lui convenir, et à les communiquer à son médecin. Tous les tempéraments ne sont pas les mêmes ; aussi voit-on souvent que ce qui est avantageux à l'un ne convient nullement à l'autre.

Un régime de vie trop strict, chez les vieux goutteux, produit souvent des effets nuisibles.

Dans les circonstances où la diète lactée convient, on ne peut se dispenser de faire de l'exercice. C'est lorsque les attaques de goutte sont irrégulières et trop prolongées qu'elle peut être utile.

L'usage du lait présente plusieurs contre-indications ; ainsi, par exemple, si l'estomac est dans l'état de langueur, ou si l'on observe une disposition aux affections spasmodiques, alors le lait doit nécessairement fatiguer, affaiblir ce viscère et produire des vents, d'où résultent des obstructions, etc. Lorsqu'il y a indication de recourir à ce moyen, il ne faut pas en prendre trop à la fois ; il est même convenable de le discontinuer par degrés. Au reste, les malades doivent toujours s'en rapporter à l'avis de leur médecin, qui jugera de l'opportunité et des diverses contre-indications pour le régime de vie.

Une erreur qui s'oppose fortement au soulagement et souvent à la curation de la goutte, c'est le préjugé qui consiste à croire qu'il ne faut rien faire : c'est cependant en remplissant les diverses indications que nous offrent les affections générales jointes à la goutte, que l'on prévient aussi le retour de ses accès.

Lorsqu'il y a pléthore ou une trop grande abondance d'humeurs, quelle qu'en soit la cause, il faut y remédier par les divers moyens que nous indiquerons.

L'usage modéré du café a été préconisé par Musgrave ; il a remarqué avec d'autres médecins que dans les colonies françaises, en Amérique, en Turquie, où le café est une boisson usuelle, on connaissait à peine, non-seulement la pierre, mais la goutte.

Ne doit-on pas attribuer cet avantage au climat?

Le thé, pris modérément, peut être parfois avantageux. On a observé en Chine, comme je viens de le dire à l'occasion du café, qu'on n'y avait pas vu de goutteux.

On évitera les fruits aqueux principalement et l'on variera son régime entre la viande et les légumes frais, sans abuser de l'usage de l'un ou de l'autre.

Galien pensait que la saignée au printemps et en automne était un préservatif assuré contre la goutte chez ceux qui sont pléthoriques.

Celse a observé que ce moyen, employé lorsqu'on commence à éprouver des douleurs aux articulations, prévenait l'accès. C'est ce que j'ai surtout remarqué par l'application de quelques sangsues sur le gros doigt du pied, dès le principe de l'inflammation, quand le mal est localisé et qu'il y a une très-vive douleur. Je préfère presque toujours les sangsues à la saignée proprement dite, parce que le premier moyen a une utilité préservatrice semblable à la saignée, sans en avoir les mêmes inconvénients. Pratiquée dès le début, cette évacuation contribue à dissiper, ou du moins à affaiblir, une fluxion qui vient de s'établir, et que la nature ne soutient pas encore avec vigueur; aussi ce moyen est-il plus propre à prévenir l'accès de goutte qu'à le guérir lorsqu'il est bien établi.

Néanmoins chez quelques goutteux replets, où la pléthore entretient ou aggrave le mal, il faut ouvrir la veine à temps.

Sydenham avait fini par renoncer à la saignée générale; il voulait que l'on purgeât une ou deux fois par mois, comme moyen adjudant, et que ce fût avec le sulfate de soude et de magnésie associés à la manne. Scudamore s'exprime nettement à cet égard, et il dit que la saignée ne doit pas être aussi illimitée que dans les autres phlegmasies; car, chez les goutteux, l'excitation morbide affecte bien davantage le système nerveux que le cœur et les artères, et il croit, dans ce cas, que la pléthore sanguine est mieux et plus efficacement combattue par les purgatifs et les diurétiques que par la soustraction directe du sang.

Quant aux purgatifs, que l'on tâchera d'éviter, le meilleur moyen pour cela est d'user d'un régime sobre et de faire beaucoup d'exercice. Si, malgré tout, la constipation est opiniâtre, on aura recours à l'avis du médecin, de même que si l'altération des liquides a lieu par une cause scorbutique ou autre.

Lorsqu'il y a épaississement des humeurs, outre les savonneux, qui sont des résolutifs, on donne avec succès la fleur de l'*arnica montana*, la décoction faite avec la *racine de bardane*, aussi appelée *herbe aux gueux*, dont il faut faire un long usage; on a attribué à ce sudorifique des propriétés éminentes contre la goutte, le rhumatisme et la syphilis; il n'a aucune action spécifique.

La racine de gentiane a un caractère assez marqué dans cette affection ; mais il faut en continuer l'usage pendant quelque temps. Je le répète, l'abus des amers ne serait pas sans inconvénients; mais, employés avec discernement, on peut les regarder comme des remèdes assez sûrs; il ne faut les mettre en usage que d'après l'avis du médecin.

On ne saurait trop recommander d'éviter l'usage des acides, parce qu'ils épaississent les humeurs et disposent à la goutte. On pourra les combattre, s'il s'en forme, par l'usage de la magnésie anglaise à petites doses journalières.

Dans l'affaiblissement des organes et surtout de l'estomac, les amers, pris avec modération, sont fort utiles. On emploie aussi avec succès les eaux minérales ferrugineuses; telles sont celles de Pougues, de Spa, et notamment celles de Pyrmont : qui rétablissent les digestions et les fonctions des autres viscères; les eaux de Vichy, de Soultzmat, sont très-souvent conseillées aussi.

On a voulu, depuis quelques années, guérir, ou prévenir tout au moins la goutte par l'usage des eaux alcalines de Vichy; on connaît à cet égard les travaux de M. Petit, ancien médecin-inspecteur de cet établissement, et ceux de quelques médecins et chimistes.

M. Petit, conduit par cette idée que la goutte et la gravelle, bien que siégeant dans des organes différents, proviennent d'une même source, a employé les eaux de Vichy, contre la première de ces affections, avec succès, dans bon nombre de cas, après avoir observé déjà de l'amélioration chez les personnes qui en avaient fait usage depuis quelque temps. Il a produit des faits à l'appui de cette observation pratique.

On calme assez fréquemment les accès de goutte et les anciennes douleurs, en exposant deux ou trois fois par jour la partie malade à la vapeur du tabac jeté sur des charbons ardents. On doit préserver autant que possible la face et les voies aériennes (1).

L'opiat composé de Villette, non basé sur le colchique, a parfois réussi dans les mêmes cas.

(1) Propriétés thérapeutiques du tabac. *Journal des conn. méd.-chirurg.*, n° 6, 15 mars 1855.

Voici ce que pensait le célèbre Bordeu (1) de l'usage des eaux sulfureuses contre la goutte :

« Les goutteux peuvent être au moins soulagés » aux eaux, beaucoup plus efficacement que partout ailleurs ; je pense que s'il est un remède au » monde qui puisse résoudre les obstructions dans » les vaisseaux de leurs articulations, c'est le nôtre ; » et je le crois de même, premièrement, parce que » quelques goutteux se trouvent bien de l'usage de » nos eaux; en second lieu, je suis conduit à penser » ainsi par l'analogie simplement ; et si la pierre et » la goutte sont entretenues par une lymphe de même » nature, pourquoi ne point ordonner aux goutteux » un remède qui convient aux pierreux? J'ai ouï » dire qu'un grand médecin du Languedoc, en raisonnant comme je raisonne, conseillait le *savon* » *d'Alicante* pour la goutte ; je crois aussi qu'il conviendrait surtout avec nos eaux et nos bains. Enfin je ne m'explique que pour mettre mes confrères à même de faire leurs remarques et leurs observations ; je sais qu'il y en a qui s'opposeront à » ce que j'ose recommander ; mais j'espère qu'ils » viendront eux-mêmes à faire des applications et » des observations qui nous manquent. »

Les frictions sèches étant un excellent moyen

(1) Lettre XVI à madame de Sorberio.

pour augmenter le ton de l'estomac, à raison de l'étroite correspondance de ce viscère avec le tissu de la peau, on ne saura trop les recommander. Il faut les faire le matin à jeun, sur la région épigastrique, avec des étoffes pénétrées de vapeurs aromatiques; on doit les employer aussi sur le bas-ventre et sur les extrémités.

Au commencement des attaques de goutte aiguë, lorsque la douleur est vive, les narcotiques sont avantageux; mais, quand la maladie est avancée, ils ne conviennent plus.

La *teinture de gaïac, la thériaque, la confection d'alkermès, les bois sudorifiques, les infusions aromatiques, la décoction d'angélique, celle de fumeterre*, etc., ont été également mis en usage avec un succès plus ou moins certain.

Les révulsifs ont souvent produit une perturbation favorable au déplacement ou à la guérison de l'accès de goutte, ainsi que les sédatifs locaux.

Pour neutraliser l'acide urique que l'on sait être abondant dans la goutte, on a conseillé les alcalins, tels que l'*eau de Vichy* par exemple, le *borate de potasse* (Bouchardat), le *phosphate d'ammoniaque* (Buckler), les *benzoates*, et en particulier le *benzoate d'ammoniaque* (Uré). Cependant, d'après les recherches de M. Spencer Walls, il paraîtrait que de tous ces dissolvants chimiques, l'iodure de potassium serait celui qui l'emporterait sur tous, à cause de la facilité avec laquelle il dissout l'urate de soude, qui se trouve, comme on sait, si souvent dans le sang des goutteux. Ce médecin dit dans son ouvrage l'avoir administré sur une très-grande échelle, pendant les treize dernières années, dans presque toutes les formes de la goutte, excepté dans les attaques, et avec des résultats le plus souvent encourageants. La dose est de 4 à 5 centigrammes par doses fractionnées.

Il s'est assuré que les succès qu'il a obtenus étaient bien dus à cette petite quantité d'agents thérapeutiques.

On voit en outre dans le traité de M. Wells, qu'il donne la préférence à la *teinture de fleurs de colchique*, qu'il administre par gouttes deux ou trois fois par jour, mais en continuant, il est vrai, avec persévérance pendant plusieurs semaines. M. Gendrin avait déjà obtenu antérieurement, on le sait, des résultats analogues (1).

(1) Journal des conn. méd.-chirurg., n° 21, 1er novembre 1855, page 575.

CHAPITRE IV.

DU COLCHIQUE ET DE SES PRÉPARATIONS.

Selon Dioscoride, la *plante de colchique* fut ainsi nommée parce que ce fut dans la *Colchide*, en Asie, près de la ville du Pont, qu'on la découvrit. Plus tard on l'appela *refugium servorum*, parce que les esclaves la mangeaient par désespoir pour se faire mourir, alors qu'ils ne pouvaient plus supporter les mauvais traitements de leurs injustes maîtres.

Les Latins la désignèrent sous le nom de *filius ante pater* en raison de ce que les fleurs paraissent avant les feuilles. Enfin, nous l'avons appelée *colchique*.

Le genre colchique (*colchicum* L.) a servi de type à la famille des *colchicacées* ou *colchicées* de M. de

6

Candolle (1), et s'y fait remarquer par son calice longuement tubuleux, dont le limbe est évasé et à six divisions égales, par les six étamines distinctes, et par son ovaire trilobé, dont chaque lobe porte à son sommet un style très-long. La capsule est jaune d'or.

Le colchique d'automne (*colchicum autumnale*), aussi appelé *safran bâtard,* ou *safran des prés,* à cause d'une certaine ressemblance des fleurs de ces deux plantes ; *colchicum montanum*, parce qu'on le trouve sur les montagnes ; *vieillotte ;* c'est l'espèce la plus commune, et la seule plante de cette famille que l'on récolte aux environs de Paris.

Nous ne parlerons pas ici du colchique *printanier*, puisqu'on n'emploie, pour les usages de la médecine, que celui d'automne.

La racine du colchique est composée de deux tubercules blancs, dont l'un est charnu, l'autre barbu, et enveloppée de tuniques ; on l'appelle bulbe ; les bulbes sont ovoïdes, de la grosseur d'une noix ou d'un marron, comprimés d'un côté, compactes et blancs dans l'intérieur, recouverts de membranes minces, brunes, et présentant la cicatrice occasionnée par la petite tige ; creusés longitudinalement de l'autre ; d'un gris jaunâtre à l'extérieur, et marqués de sillons uniformes et creusés par sa des-

(1) Essai sur les propriétés médicales des plantes, 1802.

siccation; leur odeur est forte et désagréable ; leur saveur âcre et nauséeuse (1).

Ils contiennent de la gomme, de l'amidon, de la vératrine, de l'imeline et du ligneux, ainsi qu'un principe colorant. Les semences sont très-petites, ovales ou globuleuses, contenues dans une capsule à trois loges.

Les feuilles ne paraissent qu'après les fleurs, en septembre ; elles ont de l'analogie, pour la forme, avec celles du lis. Elles sortent de la racine sous la forme d'un tuyau mince et de couleur jaune ; de là le nom de safran bâtard; ces fleurs sont fanées après deux ou trois jours.

Pour le distinguer des autres tubercules, on recueille ce colchique pendant la floraison, qui est plus ou moins hâtive, selon les climats ; ainsi on le récolte en France, en septembre, ou vers l'équinoxe d'automne ; c'est au moment où les fleurs commencent à se faner que la racine est pleine de suc ; on le coupe par tranches pour le faire sécher à l'ombre.

L'amidon forme à lui seul la presque totalité de la masse des bulbes ; il s'y joint le principe particulier, âcre et très-vénéneux, dont nous avons déjà parlé, découvert par MM. Pelletier et Caventou (2),

(1) Orfila et Guibourt.

(2) Annales de physique et de chimie, t. XIV.

qui ont fait, en 1819, des recherches sur le colchique et reconnu qu'il était analogue aux autres alcalins organiques ; ils l'ont nommé *vératrine*, après l'avoir d'abord observé dans les racines des hellébores ou vératres.

C'est dans la vératrine qu'est le principe actif et énergique de la racine de colchique ; mais cet alcaloïde est-il le seul agent spécial ? Et après la découverte de ce principe, qu'a-t-on obtenu, puisqu'il est d'un emploi aussi difficile que dangereux ?

Dans un bon mémoire du docteur Kuhn (1), il est dit que M. Meissner de Halle, chimiste allemand (2), aurait, en même temps, fait une semblable analyse.

Le colchique vient dans les prés et sur les montagnes ; sa racine, mêlée aux aliments des chiens, les tue ; c'est de là que lui vient le nom de *tue-chien*, *mort-chien*. Les chevaux et les bestiaux qui les trouvent dans les fourrages ont une grande habileté pour les séparer et n'en point avaler.

Parmentier (3) rapporte qu'en 1774 il régna, le long des petites rivières des environs de Paris, une maladie sur les bêtes à cornes, qu'on attribua au colchique; on ne la fit cesser qu'en arrachant la plante.

(1) Du colchique d'automne considéré comme agent thérapeutique. *Revue médicale*, juillet 1830.

(2) Journal de chimie de *Schweigger*, t. XXV.

(3) Recherches sur les végétaux nourrissants.

On portait autrefois le colchique au cou, en amulettes, pour se préserver de la peste et des maladies contagieuses ; sa réputation est aujourd'hui plus brillante.

L'*hermodacte* des anciens était probablement le bulbe d'une espèce de colchique d'automne ; ce qui est certain, c'est que ce moyen jouissait déjà au sixième siècle, d'après Alexandre de Tralles, d'une grande réputation dans le traitement des affections arthritiques. Plus tard, vers la fin du moyen âge, le nom d'hermodacte fut appliqué au colchique d'automne (1), et Paracelse l'a vanté et employé sous ce nom, et d'autres médecins dans le rhumatisme, l'arthrite, etc. Il fut ensuite oublié jusqu'à nos jours.

Si le colchique ne guérit pas toujours la goutte lorsqu'elle tient à des causes générales, il paraît du moins soulager souvent, et il éloigne positivement la fréquence des accès. Je m'en suis assuré dans ma pratique, justement parce qu'on avait nié ce résultat.

Le colchique n'est pas seulement un diurétique et un diaphorétique ; mais il a sur les excrétions et sur les liquides synoviaux une action spéciale qui, soit par les émonctoires naturels, soit par une action purgative, modifie l'ensemble de la constitu-

(1) ETMULLER. *Comment in Bon. Ludovici pharm.* 1688.

tion actuelle et amène le soulagement ou la guérison.

Le choix de la plante, selon la saison, la contrée, ou la partie elle-même de la plante qu'on emploie, son mode de préparation, ses doses, le tempérament du malade, l'état plus ou moins aigu ou chronique de la maladie, sont autant de causes de son plus ou moins d'efficacité.

La plupart des observations que j'ai recueillies ont dû leur succès à ces soins divers, et le soulagement ou la guérison ont eu lieu, presque toujours, à l'aide d'une seule dose ordinaire de ma liqueur.

On a encore extrait la *colchicine* (1) des semences du *colchicum autumnale* ; elle est inodore, très-amère, puis âpre, sans offrir l'âcreté de la vératrine, que l'on extrait de l'ellébore blanc. La colchicine est soluble dans l'eau ; la vératrine ne l'est pas. La colchicine est très-vénéneuse.

Un 10e de grain (2), dissous dans un peu d'alcool affaibli, fut administré à un chat de huit semaines ; il se forma aussitôt beaucoup d'écume à la gueule ; au bout d'une heure, des déjections alvines liquides et abondantes, et après, des vomissements eurent lieu. La marche devint chancelante ; il tomba, se roula de côté et d'autre, poussa des gémissements et présenta une agitation convulsive.

(1) Journal de Pharmacie. Mars 1832.

(2) GEIGER et HEISSE. *Sur la colchicine et l'aconit.* T. I, p. 249.

Les accidents augmentèrent de gravité et se terminèrent par la mort, qui n'eut lieu qu'au bout de douze heures. L'autopsie montra l'estomac et le canal intestinal violemment enflammés, avec épanchement de sang dans toute son étendue.

La colchicine est donc un médicament trop énergique, difficile à administrer, et que nous repoussons.

La vératrine est dans le même cas ; elle s'attaque à la maladie même, à la diathèse rhumatismale, comme le mercure et l'iodure de potassium le font pour la diathèse syphilitique, et en second lieu à l'affection.

M. Piédagnel a obtenu des succès positifs et répétés. Il donne d'abord une pilule, puis deux, d'un 10e de grain de vératrine. La moyenne du traitement est de sept jours. Il a même obtenu, assure-t-on (1), des résultats plus prompts encore et persistants.

Ce moyen aurait, assure-t-on, pour résultat de diminuer le nombre des affections du cœur qui suivent les rhumatismes.

M. Florent Cunier (2), médecin militaire belge, a fait connaître les résultats de dix-huit mois d'expérimentation sur cet agent thérapeutique. Il résulte de ses essais que la vératrine employée en pommade et

(1) Revue médicale, t. I, 1853.
(2) Idem, t. LVII, 1838.

en frictions, agit fortement sur le système nerveux et réussit assez souvent contre les affections névralgiques ; qu'elle a besoin d'être combinée avec les sudorifiques pour opérer plus efficacement ; qu'enfin, son usage endermique demande beaucoup de circonspection, puisqu'il pourrait en résulter l'empoisonnement, et qu'on observe assez fréquemment, sous l'influence d'une dose modérée (10 grains de vératrine sur 2 onces d'axonge), des mouvements convulsifs, des spasmes, des toux, des dyspnées, des nausées, des vomissements, etc.

Magendie a formulé une solution de vératrine sous forme de sulfate ; 05 c. sur eau distillée 65 gr. et une teinture composée de 125 grammes de vératrine sur 32 grammes d'alcool, dont on mettrait 10, 15, 20 et 25 gouttes dans une potion, indépendamment de son usage externe, dans la goutte, l'anasarque, l'hydropisie et la leucophlegmatie.

Ce même professeur a fait des pilules avec 2 centigr. 1/2 de vératrine, et gomme arabique quantité suffisante ; faites six pilules d'un grain.

De une à 3, par jour, graduellement.

Enfin, il a préconisé une pommade avec la vératrine, 2 décigrammes, axonge de porc 32 grammes, en frictions dans les rhumatismes chroniques, l'anasarque et la goutte.

M. le professeur Jules Cloquet a aussi donné des

formules de ce genre, ainsi que M. Zarlengar (1), qui a beaucoup étudié l'action du colchique.

D'après le docteur Lafarge, de Saint-Emilion (2), qui a suivi les effets de l'inoculation des médicaments en soulevant l'épiderme avec la lancette, la vératrine détermine localement des douleurs violentes ; mais, en revanche, elle calme rapidement les névralgies faciales, ainsi que les céphalées rebelles. On peut inoculer, en une seule fois, 3, 4 et jusqu'à 5 centigrammes de cet alcali végétal.

On a employé la vératrine (3) dans le rhumatisme articulaire aigu.

Les préparations de colchique sont vantées et connues depuis bien longtemps, comme nous en rapportons des preuves dans ce travail ; il ne s'agit donc que de savoir l'employer. Les Anglais, moins timides que nous, et plus habitués, il faut le dire, aux remèdes et aux purgatifs énergiques, ont été aussi plus entreprenants. Ils n'ont pas cependant poussé assez loin leurs expériences ; ils ont fait leurs réserves.

Les Allemands l'emploient généralement avec succès.

(1) Revue médicale, t. LX, 1, 1839.

(2) Journal. des conn. méd.-chirurg. Juillet 1848. (*Bulletin de thérapeutique.*)

(3) Observ. (Voir le *Journal des conn. méd.-chirurg.* n° 6, 15 mars 1855, page 155.)

Il est certain qu'on peut obtenir d'excellents résultats de quelques préparations habilement préparées de colchique; son action se porte alors sur les systèmes musculaire et nerveux, sans trop irriter ; il a une action directe sur les articulations qu'il débarrasse de cet excès de lymphe, dont la diminution modérée arrête l'accès, détruit la douleur, et ensuite fait disparaître la rougeur inflammatoire et le gonflement local : en un mot, il enlève l'accès de goutte et l'éloigne.

Le docteur Robert-Lewins (1), de Londres, regrette que, malgré l'autorité du baron Storck, de Vienne, et celle de M. Magendie, ce puissant remède ait été presque oublié, tant en Angleterre que sur le continent ; ce qu'il attribue à l'activité de ses propriétés et à la surveillance minutieuse qu'il exige de la part de ceux qui l'emploient.

M. Lewins l'employait alors, depuis neuf ans, sous la forme la plus douce, celle d'acétate, dans les maladies du cœur principalement, sans le recommander pour les individus dont les organes, et particulièrement le système digestif, sont débilités. Mais il insistait sur les effets de ses prépa

(1) Remarques sur les effets physiologiques et thérapeutiques du colchique. *The continental and british medical Review.* Mai 1837.

rations dans les maladies aiguës. Il prétendait aussi qu'une des propriétés du colchique était de diminuer l'irritabilité des viscères, et qu'il pourrait être utile dans toutes les affections inflammatoires. Le colchique est encore utile, à ses yeux, dans plusieurs maladies.

M. Lewins pense que « malheureusement ce ne sont pas ses propriétés qu'on ignore, mais encore la dose à laquelle on doit le prescrire. Dans les pharmacopées de Londres et de Dublin, les doses indiquées sont telles qu'elles peuvent causer, dit-il, sinon une mort rapide, du moins une vive inflammation intestinale, chez dix-neuf personnes sur vingt. Un des motifs d'une si grave erreur est la différence des saisons dans lesquelles le colchique est recueilli. Les préparations, selon ce médecin, devraient toujours être faites avec les semences; pour lui, il fait usage de la teinture vineuse de ces semences.

M. Lewins ne s'appuie au surplus sur aucun fait et rend par là ses observations conjecturales ; mais il promettait un nouveau travail sur l'emploi du colchique dans les maladies du cœur et des gros vaisseaux; nous espérons qu'il méritera encore la reconnaissance de ses confrères, comme il l'a méritée déjà pour avoir appelé l'attention sur un remède que l'on commence à mieux apprécier de nos jours.

« M. Th. Layrock (1) a consacré deux articles à traiter de l'emploi de la teinture des bulbes de colchique en frictions, dont il vante les avantages, de même que dans les douleurs syphilitiques, dont les soulagements ont été de trois sur cinq. »

Les douleurs anormales vagues, telles que les points de côté chez les jeunes filles, sont, dit-il, généralement dissipées par ce moyen.

Les douleurs vraiment nerveuses, les céphalalgies, sont quelquefois soulagées par les frictions de colchique ; d'autres fois elles ne le sont pas : l'analyste paraît croire, nous devons le dire, que quand il y a amélioration, ce n'est peut-être que le résultat de l'alcool qui entre dans la composition de la teinture.

« Dans trois cas, on a observé, à la suite de l'application externe de la teinture de colchique, tous les effets que produisait son administration par la bouche. »

Au surplus, le colchique d'automne, préparé diversement, a été recommandé par les médecins de tous les siècles, depuis Hippocrate et Pline, comme anti-arthritique, ainsi que les plantes qui renferment son principe actif, la vératrine.

Le colchique était le remède de prédilection de Paracelse, dans les maladies des articulations.

(1) London medical Gazett. Juin 1832.

Comme M. Lewins, et tous ceux qui l'ont employé, *je suis d'avis, si doux qu'il soit, qu'on ne doit pas le donner aux personnes susceptibles, très-irritables, nerveuses, ou qui ont une névrose de l'appareil digestif* : cela n'exclut en rien son efficacité. Un médecin éclairé ne donne pas l'émétique, l'opium, un purgatif drastique à de certains tempéraments, ou, s'il le fait, c'est dans des conditions particulières, qu'il a seul le droit et le devoir de discerner.

Ce médicament guérit les douleurs rhumatismales et goutteuses *neuf fois sur dix*. Les cas où cet effet n'a pas lieu sont fort rares et chez des sujets très-âgés. Quand il y a amélioration, elle se fait sentir de deux à trente minutes, à compter de l'application de la teinture. Quelques malades éprouvent une sensation de chaleur, de fourmillement ou de démangeaison. Quelquefois il se forme une éruption de petits boutons. Dans quelques cas il y a eu non-seulement amélioration, mais guérison complète.

Le docteur Casimir Smith, de Varsovie (1), attribue, comme on l'a fait avant lui, l'inégalité d'action du colchique à l'irrégularité de ses préparations :

(1) Recherches chimiques et thérap. sur le colchique. — Revue médicale, 1850, t. I.

l'influence des localités elles-mêmes devrait être prise en considération ; car, d'après le docteur Siébert, de Bamberg, le colchique serait beaucoup moins efficace dans cette dernière localité qu'à Passau ; et Schoenlein soutient qu'il a vu plus d'effets de l'emploi de ce médicament à Zurich qu'à Berlin. Ce sont ces différences qui ont fait abandonner ce remède, jadis usité.

D'après M. Smith, l'effet primitif du colchique, qu'il a étudié longtemps dans différentes maladies, est toujours purgatif, et ce n'est qu'ensuite qu'il devient diurétique. Ce médecin signale encore un effet particulier qui le rapproche de la digitale : c'est une dépression et un ralentissement notable des mouvements du cœur et des artères ; mais il a négligé de faire connaître les observations sur lesquelles il a établi cette assertion. M. Smith a beaucoup étudié son action dans les affections goutteuses, dans le traitement desquelles il a été excessivement vanté : c'est à la propriété que possède ce médicament d'augmenter l'activité des fonctions absorbantes et excrétoires, surtout par son action sur le foyer des fonctions organiques, et par là sur le système nerveux abdominal, qu'il attribue son efficacité dans ces maladies.

Il conseille encore la teinture de semences pour

les hommes, et le vin de colchique pour les femmes, comme étant plus appropriés à leur tempérament.

Quelques observations intéressantes relatives à l'action du colchique sur la goutte, le rhumatisme, les hydropisies, etc., sont jointes à ce travail. Il est à regretter qu'il n'ait pas traité deux points des plus intéressants, dans toute étude thérapeutique, les contre-indications du médicament, et le rapprochement de son action de celle des autres agents adressés aux mêmes indications curatives ; ceci s'appliquerait surtout à la goutte, dont la pathologie est si mal connue encore, et pourrait être éclairée par la thérapeutique.

M. Levrat (de Lyon) (1) se proposait de communiquer à l'Académie, sur le traitement de la goutte et du rhumatisme, des conclusions dont nous ne croyons devoir extraire que ce qui suit :

1° La goutte et le rhumatisme sont deux états à peu près semblables de la même maladie.

2° La nature de la goutte est essentiellement spécifique ; elle est constituée par deux éléments : l'un inflammatoire, agissant le plus ordinairement sur les tissus fibreux ; l'autre pernicieux, et c'est le plus

(1) Revue médicale, t. I, page 47. 1851.

important, exerce son influence sur le sang, dont il altère la composition intime.

3° Les causes auxquelles il faut attribuer la maladie goutteuse ou rhumatismale exercent leur action directement sur l'estomac ; ou indirectement, c'est-à-dire par l'intermédiaire de la peau, du cerveau et du système nerveux. La perturbation apportée dans les organes réagit sympathiquement sur les fonctions d'assimilation confiées à l'appareil gastro-intestinal.

4° Le siége primitif de la goutte, ou, si l'on veut, son point de départ, est dans l'estomac, dont les fonctions troublées provoquent la perturbation de fonctions secondaires, et par suite une altération du sang.

5° Connaissant la nature spécifique de la goutte, les causes qui la provoquent, ainsi que son siége, le médecin doit se proposer un traitement spécifique, c'est-à-dire exerçant dans le lieu d'élection de la maladie une action spéciale sur les éléments qui constituent l'affection goutteuse.

6° Les préparations de colchique sont depuis longtemps spécifiques contre la goutte ; elles sont la base de mon traitement. Mais ces préparations, qui, dans le codex, se résument en teinture et vin de colchique obtenu par la macération, ne sauraient satisfaire le médecin, qui est dans l'impossibilité d'apprécier la quantité exacte du médicament actif qu'il prescrit, la teinture étant plus ou moins chargée, la macération se faisant tantôt avec la bulbe, tantôt avec les semences de colchique, et le vin étant plus ou moins alcoolique : de là les accidents dont se plaignent de temps en temps les malades.

L'extrait acétique de colchique, convenablement préparé, paraît à M. Levrat préférable aux préparations énoncées ci-dessus. Son goût désagréable ne permet pas toujours de l'administrer, même sous forme de pilules, dont il a soumis la formule à l'Académie, dans sa séance du 11 juin 1850 ; dissous dans du vin d'Espagne, il conserve toutes ses propriétés, et le malade le prend avec moins de répugnance. Ce mélange, qu'il fait prendre par cuillerées, contenant chacune une même quantité d'extrait (vin d'Espagne, une forte cuillerée (15 grammes), extrait de semence de colchique, 0,07 à 0,10), permet d'augmenter ou de diminuer la dose du médicament, suivant l'impressionnabilité de l'estomac et les efforts qu'il provoque sur les centres nerveux.

Comment ne serait-on pas effrayé du grand nombre de formules que nous possédons sur le colchique et dont bien peu se ressemblent ? On n'est d'accord que sur un seul point, c'est sur l'efficacité spécifique de ce médicament dans les affections de nature goutteuse.

En médecine, les moyens les plus simples sont souvent les meilleurs et ceux qui offrent le plus d'efficacité. Il n'est pas un de nos confrères qui ne connaisse et ne soit à même d'apprécier la spécificité des préparations de colchique dans le traitement de la goutte et du rhumatisme.

« Le purgatif le plus employé maintenant, disait Réveillé-Parise en 1835 (1), est sans contredit le colchique. Il est certain que dans beaucoup de cas ce médicament a produit un soulagement marqué, quelquefois assez prompt, et qui s'est soutenu plus ou moins longtemps. C'est au malade (je dis, moi qui écris, *au médecin*) à savoir si son estomac peut en supporter l'action, etc., etc. »

Le colchique était le remède favori de Paracelse contre les affections articulaires.

Ce n'est donc pas présenter un nouveau médicament que de venir parler de cet antigoutteux, dont tout le mérite consiste le plus souvent dans la simplicité, dans le choix judicieux de la plante, dans la dose réduite qu'on ordonne, dans la sagesse et la facilité de son emploi. Il soulage presque toujours l'accès,

(1) Ouvrage cité, page 71.

sans détruire la diathèse, lorsque la maladie est invétérée ; encore n'est-il pas prouvé qu'il n'éloigne pas les retours de la maladie.

Les eaux les moins chargées en principes minéralisateurs ne sont-elles pas fort utiles ? et ne sait-on pas que 0,05 de tartre stibié font mieux vomir qu'un certain nombre de grains ; que 10 à 15 grammes d'huile de ricin produisent des résultats plus faciles que des doses bien supérieures, et que les médicaments énergiques donnent, *à doses fractionnées*, des résultats avantageux ? J'ai fait souvent ces expériences sur des grenadiers, hommes jeunes, forts et vigoureux, et il n'est pas douteux, pour un médecin, que ce qu'on pourrait appeler de *l'homœopathie dans l'allopathie* donne des résultats positifs, et que des doses minimes agissent souvent plus efficacement que de plus fortes sur des natures susceptibles et irritables, sans les pousser jusqu'à *l'impossible !*

Combien de personnes ne voit-on pas qui, pour accélérer une guérison qu'elles compromettent, augmentent et doublent les doses du médicament qui leur est prescrit ?

L'abus d'un remède nuit toujours ; son usage excessif, quand il ne nuit pas, devient sans efficacité ; il est donné à l'homme de se faire une habitude de tout, même du poison.

Cela me rappelle la comparaison qu'un médecin allemand, homme de sens, faisait à mon vieux et digne colonel (1), qui me l'a rapporté : « Si, disait-il, vous mettez quatre, six, huit chevaux à une voiture, vous irez plus vite qu'avec un ou deux ; mais si vous en mettez dix, quinze, vingt, vous ralentirez la marche, et dans aucun cas vous n'irez plus vite. »

C'est en effet une grande vérité qui peut aider à prouver, comme je veux l'établir dans une partie de cet ouvrage, que le colchique peut et doit produire le mal ou le bien, selon qu'il sera récolté, choisi, préparé et administré avec une circonspection et un soin plus ou moins grands. Il faut, pour cela, avoir étudié cette plante sous tous les rapports, l'avoir expérimentée pendant longtemps comme remède, et rester convaincu, comme je le suis, de ses bons résultats, pour l'employer avec confiance. Le hasard, cet auxiliaire utile, m'a aidé en me mettant sur la voie de son application à doses réduites, et il a ainsi tourné au profit des malades qui auront con-

(1) Colonel Berner, du 61e de ligne.

fiance dans le mode d'action doux et sûr de ce remède énergique et spécial.

On a employé le colchique de bien des manières; en utilisant toutes ses parties, *fleurs*, *bulbes*, *semences;* on a attribué aux semences une activité beaucoup plus grande et moins d'inconvénients qu'aux bulbes et aux fleurs, aux bulbes fraîches qu'aux sèches. On l'a préparé sous toutes les formes; de toutes, la teinture alcoolique vaut le mieux, elle est le moins sujette à se détériorer, outre qu'elle dissout mieux le principe actif.

Je n'ai jamais eu recours qu'aux bulbes fraîches et desséchées à un moment donné, par un procédé particulier : c'est la partie de la plante la plus maniable et la plus facile à travailler pour diminuer son activité, quand il est jugé utile de le faire. J'en ai obtenu une liqueur douce, efficace et non dangereuse, quand on l'administre avec prudence. J'y ai ajouté, comme léger amer et anti-spasmodique, *l'écorce d'oranges douces*, *l'arnica montana.*

La magnésie, avant ou après l'usage de la teinture, peut être utile comme absorbant et correctif.

Dans une séance du collége des médecins de Londres (1), le président, sir Henry Halford, l'un des

(1) Journal des conn. méd.-chirurg., n° 9, page 27. Janvier 1832.

plus célèbres de l'Angleterre, a lu une note présentant les résultats de son expérience dans le traitement de la goutte. Cet habile médecin a déclaré que, pour la guérison de cette maladie, il plaçait sa confiance dans la *plante du colchique*, et qu'il avait vu les effets les plus heureux suivre dans tous les cas l'emploi de cette racine, administrée en infusion.

Le colchique d'automne, dit M. le docteur Kuhn contrairement à ceux qui abusent de ce remède, ou qui en exagèrent l'emploi, est une plante indigène si commune, exigeant si peu de préparation pour être administrée à l'intérieur, et jouissant d'une propriété thérapeutique si reconnue, qu'elle doit être préférée, comme médicament, à son principe immédiat, dont la médecine n'a pas encore pu tirer d'avantage pratique.

Il ajoute encore que le colchique est, sans contredit, un des moyens dont on a retiré le plus de succès dans le traitement du rhumatisme et des maladies arthritiques en général. Il offre en outre l'avantage d'un emploi très-facile. Les vomitifs et les purgatifs impriment des secousses trop fortes à l'économie et font souffrir les malades par les mouvements qu'entraîne leur usage. Les bains présentent les mêmes inconvénients et exigent, outre cela, de grandes précautions. Le traitement antiphlogistique est, en général, peu efficace dans ces sortes d'affections, et ne peut le plus souvent être considéré que comme un auxiliaire.

Stork, qui s'est occupé uniquement de recherches sur les différentes plantes vénéneuses, n'a pas oublié le colchique, employé sous forme d'oxymel.

Villemet, apothicaire à Nancy, a guéri avec le colchique plusieurs hydropisies.

Barthez, Limmerman, Forestus, Morgagni, le professeur Chélius, d'Heidelberg, ont parlé de l'action des remèdes diurétiques dans le traitement de la goutte, avec ou sans graviers, en rapportant plusieurs exemples à l'appui de leur opinion.

Le colchique a en outre, d'après ce dernier savant, la propriété d'éliminer l'excès d'acide urique qui prédomine chez les goutteux et les graveleux.

Le docteur Chailly a présenté, en 1836, à la société de médecine de Paris, un mémoire qui a été imprimé, d'après la décision de la société, sur l'emploi du vin de colchique, composé de dix parties pour une de graines choisies de cette plante.

M. Soubeiran a remis en 1855, à l'Académie de Médecine un mémoire de M. Auguste Delondre sur la vératrine, sa préparation et ses propriétés physiques.

Le vin antigoutteux du docteur Anderson se composait de :

Feuilles de frêne.......... } Bulbes de colchique....... }	30 grammes.
Dans vin d'Espagne.......	500 d°

Après huit jours de macération, on filtrait et on ajoutait :

Teinture d'aconit des montagnes..	8 grammes.
d° de digitale.............	5 d°

à prendre par cuillerée à café, matin et soir, dans du thé, dans la goutte et le rhumatisme.

Voici les conséquences que M. Marchesani croit pouvoir tirer de ces observations sur le vin de colchique:

1° L'arthrite rhumatique ne doit pas être compliquée d'un vice syphilitique, si l'on veut obtenir un heureux résultat de l'action du vin de colchique.

2° Pour que les effets de ce médicament soient prompts et assurés, il faut l'administrer alors que les déjections alvines manquent et que les articulations sont suffisamment gonflées ; plus il y a tuméfaction, plus l'effet du remède est prompt.

3° La fièvre, l'embarras gastrique et la soif ne contre-indiquent pas l'usage du vin de colchique.

4° Quand ce médicament débilite l'estomac ,

l'infusion de feuilles de gentiane lui rend toute sa force.

5° Dans les premiers jours de la convalescence, ordinairement une légère douleur se manifeste de nouveau dans quelques-unes des articulations affectées pendant la maladie; il ne faut point s'en effrayer, cette douleur cesse complétement au bout d'un ou deux jours (1).

Il est peu de remèdes qui aient été prônés avec autant d'enthousiasme que l'antigoutteux de Want (2); il en est peu qui aient acquis plus promptement la vogue que celui dont nous donnons ici la formule. A peine est-il connu, que déjà les journaux de médecine de Londres le proclament le spécifique le plus certain contre les maladies arthritiques. « Il est, disent-ils, pour la goutte ce que le quinquina est pour la fièvre, ce que le mercure est pour les affections syphilitiques. » Ce précieux remède, dû aux recherches de ce célèbre chirurgien de Londres, est une *préparation du colchique.*

La dose ordinaire, pour un adulte, est de deux drachmes ou deux cuillerées à café environ; mais on doit la varier selon la constitution des malades.

(1) Observatore medico di Napoli, febbraja. (Extrait de la *Revue médicale française*, t. II, 1834.)

(2) Journal de pharmacie, 1817.

Cette dose produit, en général, des vomissements et des évacuations par le bas, quoique cet effet ne soit pas indispensable pour obtenir la guérison.

Quelques personnes assurent que *l'antigoutteux de Want* est la même préparation que la fameuse *eau médicinale d'Usson*. Quoi qu'il en soit, *M. Want paraît être le premier qui ait proposé le colchique comme spécifique contre la goutte.* Cette plante, regardée avec raison comme un violent poison, n'était employée jusqu'ici, en médecine, que sous la forme d'oxymel ou de sirop, et n'était indiquée que comme un puissant diurétique. Stœrck recommande l'oxymel de colchique dans quelques hydropisies et leucophlématies, dans l'asthme, et même dans la phthisie pulmonaire. Quelques médecins l'emploient dans la coqueluche. On a conseillé les bulbes de colchique, en cataplasme, sur les verrues. Banhim dit que la décoction de cette racine sert à laver les parties de la génération, lorsqu'elles sont irritées par la morsure du *pediculus ferox pubis*. Wedelins, très-savant, mais un peu trop crédule, dit que le bulbe de colchique, pendu au cou, *en amulette*, préserve de la peste et d'autres maladies contagieuses. Il raconte qu'en 1668 il fut chargé de soigner quatre cents malades, attaqués, en Silésie, d'une dyssenterie pestilentielle, et qu'il suivit leur traitement pendant deux mois, sans éprouver la même indisposition, parce qu'il portait sur lui de la racine de colchique. Il cite un village et un régiment qui furent préservés par le même moyen en 1637. Jacques Wolfins, médecin génois, dans son traité intitulé : *Curiosus amuletorum scrutator*, met le colchique préparé au nombre des meilleurs préservatifs de la peste. Quirinus Birvinus, dans son Traité de la peste (Leipsick, 1680), fait mention de ce remède ; mais il ajoute naïvement que sa propriété la plus utile est d'encourager le peuple et de l'empêcher de craindre la contagion.

Les Turcs, selon quelques auteurs, se servent des fleurs de colchique pour s'enivrer ; ils les font macérer dans une liqueur fermentée, et, après l'avoir avalée, ils sont tellement hébétés, qu'ils tombent en extase.

Garidel dit qu'en Provence les paysans se guérissent quelquefois de fièvres intermittentes en mangeant trois ou quatre fleurs de colchique; mais que souvent le remède les empoisonne.

Nous faisons ici ces citations pour mettre en garde contre l'usage immodéré d'une plante qui ne doit être employée qu'avec ménagement, et dont on doit encore étudier les effets avant d'en préconiser les préparations peu connues.

M. Ricord se sert, contre les rhumatismes et la goutte à divers degrés, d'une teinture de bulbes de colchique , lorsque ces maladies succèdent aux arthropathies blennorrhagiques.

MM. Laurens et Bouchardat ont remis en faveur les dragées acétiques de colchique, préconisées par Scudamore, qui a écrit sur la goutte un ouvrage estimé; ils les trouvent plus énergiques et plus facilement supportées que dans les autres préparations. Chaque dragée contient 0,02 grammes 1/2 d'extrait acétique de colchique.

MM. Trousseau et Pidoux, dans leur Traité de thérapeutique, les trouvent aussi sûres, contre la goutte et les rhumatismes, que celles du sulfate de quinine contre les fièvres intermittentes et contre les hydropisies passives.

On a employé une alcoolature de fleurs de colchique, à l'intérieur; elle ne se trouve pas dans les pharmacies, on la prépare à l'époque de la floraison. Sèches, ces fleurs n'ont plus leur valeur. On a prétendu alors les assimiler, pour les effets, aux semences et aux bulbes.

On n'employait encore que les bulbes ou oignons de colchique, lorsqu'en 1820 M. Williams (1) proposa

(1) Revue de thérapeutique médico-chirurgicale. Avril 1854.

de leur substituer les semences, comme ayant une action plus douce et plus sûre. M. Debout a dernièrement appelé, dans le bulletin de thérapeutique, l'attention sur la fleur du colchique, qu'il voudrait voir substituer à toutes les autres parties de la plante. La teinture des fleurs, déjà employée par Copland, mais presque oubliée de nos jours, est beaucoup moins variable encore que celle des semences, et dès lors plus applicable. Le docteur Coindet, de Genève, s'en sert avec un grand succès depuis plusieurs années. MM. Debout et Aran prétendent également s'en être bien trouvés dans des cas de névralgies rhumatismales, de goutte, de rhumatisme. La préparation de cette teinture se fait de la manière suivante :

On cueille les fleurs avant leur épanouissement, par une matinée d'automne chaude et sèche, dans une prairie bien exposée aux rayons du soleil. On les pile sans délai et on les soumet à la presse, enfermées dans un sac de toile. Ce sac de couleur brune, obscure, est mêlé de suite avec moitié d'alcool très-fort. Après un mois de repos à la cave, on filtre au papier joseph.

L'alcoolature de fleurs de colchique, ajoute le rédacteur, ne se trouve pas dans les pharmacies. Le médecin qui voudrait l'essayer devrait donc la faire préparer d'avance à l'époque de la floraison, c'est-à-dire septembre ou octobre.

M. Forget, de Strasbourg, voulant s'assurer de la prétendue supériorité d'action de la teinture de fleurs de colchique sur celle de semences, dans le rhumatisme articulaire, simple ou goutteux, et les névralgies, s'est livré à une suite d'expériences chimiques, d'où découlent les résultats suivants :

1° La teinture alcoolique de fleurs de colchique est un bon remède contre le rhumatisme articulaire aigu.

2° Elle est sans action sensiblement favorable contre le rhumatisme articulaire chronique et contre les névralgies aiguës.

3° Elle a en tous points une très-grande analogie, comme physiologie et thérapeutique, avec la teinture de semences.

4° Dans le traitement du rhumatisme aigu, elle paraît être supérieure à celle de semences.

5° On doit l'administrer à la dose de dix à vingt gouttes et plus, trois fois par jour.

6° Elle peut agir sans déranger le ventre ; alors on en élèverait la dose jusqu'à production de quelques selles par jour, pour s'arrêter là.

On reconnaît que les semences ou les graines du

colchique sont mûres , lorsqu'elles sont brunes ; blanches, elles ne valent encore rien ; on les recueille en juillet, au dire de M. Kulos.

Dans l'excellent mémoire qui a valu à ce médecin une mention honorable au concours de l'Athénée de Paris, on trouve que toutes les préparations de colchique dont on veut faire des médicaments, doivent être employées à l'état frais pour les avoir uniformes d'action et d'énergie ; car, en vieillissant, elles perdent de leur action ; il ajoute que les semences se conservent des années, et les bulbes un ou deux ans, mais en perdant de leur action.

Nous devons remarquer ici que nous n'avons employé que des bulbes et que nous les préférons, sous le rapport de l'innocuité du médicament ; nous en modérons mieux l'action, nos préparations ont d'ailleurs conservé leur efficacité pendant bien des années.

Je n'en finirais pas si je voulais recueillir les noms d'auteurs et de remèdes qui se rattachent à mon sujet. Je m'arrêterai là.

MODE DE PRÉPARATION DE LA LIQUEUR DE COLCHIQUE.

Pour écrire sur une maladie ou sur l'action d'un remède, il faut avoir une longue expérience, que donne le temps et l'étude.

L'occasion, aidée de quelques données fugitives, me fit rencontrer en 1828 le colchique en Grèce. Cette plante a-t-elle, sous ce climat, une activité, une efficacité plus grandes que sous le nôtre ? Je ne saurais l'affirmer, mais je suis fondé à le croire ; car on n'ignore pas que, sous le ciel du midi de la France, dans le Var, les Bouches-du-Rhône, les Pyrénées, etc., les plantes ont un parfum, une essence qu'on ne leur trouve pas dans les autres régions. C'est donc de la Grèce que je fais venir le colchique qui m'a servi.

J'en avais recueilli dans le Péloponèse, où je fus envoyé comme médecin de l'armée française qui alla, en 1828, délivrer ce pays. Je l'employai d'abord dans les affections rhumatismales, mais les conditions d'essai n'étaient favorables ni aux soins qu'exige l'emploi de ce remède, ni même au choix des affections que nous avions à combattre.

Enhardi par mes premiers essais, je les renouvelai avec avantage contre la goutte, après mon retour en France, où je réunis un bon nombre d'observations, parmi lesquelles j'ai dû choisir celles qu'on lira plus loin, que ma demande de retraite anticipée me laisse enfin le loisir de publier.

Pour utiliser les bulbes de colchique, on les employait fraîches ou desséchées ; fraîches, cela n'est pas toujours possible, et la séparation de l'amidon qu'ils contiennent, de la partie active, ne se fait pas toujours sans peine; sèches, elles ont parfois vieilli; d'ailleurs, on les concasse difficilement, ce qui rend la digestion dans le liquide plus incertaine. J'ai imaginé de choisir les bulbes de moyenne grosseur, ni trop petites ni trop groses, comme étant celles dont la maturité est la plus certaine ; je les expose au soleil pendant quelques jours, et quand elles ont perdu leur partie excédante et humide, je les soumets à une torréfaction lente, dans une bassine récemment étamée, en ayant soin de ne pas dépasser un certain degré ; car il en est de cela comme du café, qui acquiert des propriétés plus ou moins aromatiques, selon qu'il a subi plus ou moins la torréfaction. Le café, grillé en excès, a perdu en partie son suc et ne donne plus l'arome de celui qui l'est moins.

Les bulbes se conservent ainsi quelques mois ; un an serait beaucoup. Et c'est à ce mode de préparation, au choix des bulbes et à la contrée où l'on recueille le colchique, que j'attribue ses vertus douces et efficaces.

Ceci une fois obtenu, je pile ou j'écrase les bulbes dans un mortier de marbre, avec un pilon en bois, qui ne sert qu'à cette opération ; et je place dans un matras 125 *grammes de ces ognons*, réduits facilement en poudre grossière ; je verse par-dessus 625 *grammes de bonne eau-de-vie vieille à 20 degrés ;* je laisse macérer pendant *dix jours*, en agitant souvent le matras. Une fois ce temps écoulé, je passe à travers un filtre en papier, et je remets l'eau-de-vie dans le matras, où j'introduis ensuite 30 *grammes d'écorces de bonnes oranges amères, assez récentes pour n'être pas altérées et concassées ;* je les y laisse *cinq jours*, en agitant souvent le vase ; ensuite je filtre de nouveau et je place ma liqueur dans des vases bouchés à l'émeri, recouverts de baudruche, et je la dépose à la cave, où cette préparation se conserve indéfiniment.

J'ai voulu donner plus d'énergie à cette liqueur, qui est assez douce pour les personnes les moins susceptibles, et j'ai porté la force d'eau-de-vie à 22 degrés, *le poids des bulbes de 125 à 145 grammes*, et j'y joins 40 *grammes d'écorce d'oranges douces* et 1 *gramme de fleurs d'arnica montana*, en procédant de la même manière, pour la teinture n° 2, que pour le n° 1.

La dose ordinaire de l'une comme de l'autre est de 10 grammes, soit une cuillerée à bouche, que l'on pourra augmenter ou diminuer selon la connaissance que le médecin aura du tempérament, de la susceptibilité des malades et de l'effet produit.

Ne pouvant et ne voulant pas me charger de la préparation de ce médicament, je me borne au choix et à la torréfaction des *bulbes de colchique*, dont un pharmacien (1), soigneux et honorablement connu, veut bien suivre la préparation et qu'il ne délivre que sur l'ordonnance d'un médecin.

(1) M. Leguillette, rue de Bourgogne, 11, au coin de la rue Saint-Dominique-Saint-Germain.

COMMENT ON DOIT USER DE LA LIQUEUR DE COLCHIQUE DANS LA GOUTTE ET LE RHUMATISME.

La première condition pour faire usage, avec succès, de la liqueur de colchique, est que l'estomac et les intestins ne soient pas irrités et qu'ils ne contiennent ni aliments, ni bile en excès ; il est mieux, quand on le peut, avant de l'administrer, de combattre la constipation par un purgatif salin, tel que les sulfate ou phosphate de soude ou de magnésie, la manne, le citrate de magnésie (limonade de Rogé), etc., ou par tout autre moyen plus approprié au tempérament du malade.

Le jour où, pour un accès de goutte à l'une des extrémités, par exemple, car c'est là qu'elle se montre le plus souvent dans l'état aigu, on devra l'employer, le malade gardera le lit ; il enveloppera la partie affectée d'une forte couche de coton en rame, recouverte d'un taffetas ciré, contenu, sans être serré, et il boira la dose prescrite, le matin de bonne heure, à jeun, à moins de prescription contraire de son médecin.

Il peut la prendre pure, et cela vaut mieux, ou la verser dans une tasse à thé d'infusion de tilleul, de thé, ou d'un liquide quelconque chaud.

Il se couvrira de manière à favoriser la transpiration qui pourra survenir, sans que cela soit toujours certain, en s'abstenant de toute occupation qui pourrait l'obliger à tenir les bras hors du lit et à se découvrir.

Une heure après avoir bu le remède, il prendra, de quart d'heure en quart d'heure, de petites tasses à café de thé noir, pur et chaud, d'infusion chaude de bourrache ou de tilleul, selon son goût; il pourra cesser quand la transpiration sera bien établie et qu'il ne sera plus utile de la favoriser. En ne prenant pas cette précaution, on serait plus exposé à vomir le remède ; ce qui peut arriver chez certaines personnes. Il faut, dans ce cas, insister sur une boisson de tilleul.

Il ne devra changer de linge, s'il y est forcé, qu'avec de grandes précautions, pour éviter un refroidissement ; on le chauffera préalablement, et le malade évitera de se lever jusqu'à ce que la transpiration ait cessé entièrement.

Si la transpiration ne se montre pas, il arrivera

très-probablement quelques selles liquides ; il ne faudrait pas s'étonner de les voir se manifester, même pendant ou après la sueur. Le soulagement a lieu aussi sans transpiration ni garde-robes, chez quelques personnes ; et ceci prouve en faveur de l'action spéciale du colchique sur la goutte.

Les urines sont aussi très-souvent augmentées, et cet effet n'est que favorable.

Si l'appétit se prononce, le malade pourra prendre, dans la soirée, un potage, et s'il y a de la soif, une tisane rafraîchissante en petite quantité, telle que le gruau, l'orge, le chiendent, l'orangeade légère et cuite, le sirop de framboises, de cerises, etc.

Après quelques heures de l'administration du colchique, la douleur devra diminuer au point d'être supportable ; elle continuera de s'affaiblir si l'on a soin de ne pas marcher de suite, de se tenir chaudement, de ne pas tourmenter la partie malade, et de suivre un régime alimentaire convenable, et le repos moral.

Le gonflement et la rougeur pourront persister encore pendant un, deux ou trois jours, suivant la force de l'accès et la constitution plus ou moins goutteuse du malade. On a vu des malades marcher presqu'aussitôt après l'administration du remède.

Si l'accès se ranimait légèrement, ou s'il n'était

pas guéri entièrement après deux ou trois jours, suivant l'état de l'estomac, on pourrait répéter la dose, ou seulement moitié, en s'entourant des mêmes précautions.

On fera toujours sagement de consulter son médecin sur le régime à suivre et sur les dispositions plus ou moins favorables de l'estomac et du corps.

Les propriétés de la préparation conseillée ici sont basées sur un grand nombre de faits incontestables, qui n'ont jamais été suivis d'accidents; ils ont présenté des succès dix-neuf fois sur vingt, en ayant plutôt éloigné le retour des accès, sans qu'on puisse cependant le garantir toujours.

Chez les vieux goutteux, quand l'ennemi a élu domicile depuis longtemps et amené des désordres généraux, des *tophus* ou des concrétions tophacées (1), on conçoit que les difficultés à surmonter soient plus grandes, et ce sera compter un succès que d'obtenir tout d'abord un soulagement quelconque. J'en rapporte plus loin un cas dont le malade, le général D..., goutteux au suprême degré, a cependant été soulagé.

J'appelle l'attention de mes confrères sur les observations qui vont suivre ; je les déclare exactes ;

(1) Concrétion de substance dure ou d'urate de soude qui se forme aux environs des articulations.

un bon nombre de celles qui ne viennent pas de moi, ont été recueillies sous mes yeux ; les autres sont signées par d'honorables confrères, non moins dignes de foi, et j'ai les originaux entre les mains.

On se servira avec succès, lorsque l'irritabilité locale du malade le permettra, d'un cataplasme fait, soit avec les bulbes fraîches de colchique, soit avec les bulbes sèches préparées par le procédé de torréfaction et de trituration que j'emploie, soit enfin aussi, mais avec moins d'avantage, des semences.

Les fleurs, difficiles à se procurer fraîches, auraient aussi une efficacité préférable ; il est impossible de les avoir fraîches après leur saison, et, sèches, elles ont perdu en partie leur vertu.

J'ai appris qu'un pharmacien de Grasse, M. Gir..., avait eu à s'en louer, et j'ai cité ailleurs d'autres faits analogues.

On ne doit jamais employer ce topique à une température plus que tiède.

On essayera aussi une teinture aqueuse concentrée de colchique, dont on imbibera un morceau de flanelle anglaise, en ayant soin de l'exprimer légèrement et de la recouvrir d'un taffetas ciré des plus légers.

J'ai quelquefois obtenu du soulagement dans des

cas très-douloureux, avec un petit emplâtre opiacé et avec celui de thériaque, additionnés de teinture aqueuse de colchique, en les renouvelant souvent; ou de quelques milligrammes de vératrine, dans une préparation topique que j'indiquerai quand je l'aurai suffisamment observée.

Ces moyens n'excluent pas le traitement général qu'aura prescrit le médecin ordinaire du malade, ni les préceptes hygiéniques indiqués plus haut.

On ne perdra pas de vue que par la peau l'absorption se fait facilement, et que l'on voit souvent, comme je l'ai rapporté plus haut, se produire, par l'emploi externe du médicament, les mêmes effets que s'il était administré par la bouche, chez certaines personnes disposées pour cela.

DE L'USAGE INCONSIDÉRÉ DES PRÉPARATIONS DE COLCHIQUE.

Pour ne pas s'abuser sur l'effet des préparations de colchique, il convient de placer quelques faits qui constatent ses dangers, ses insuccès, à côté de ceux qui proclament son triomphe.

Un homme de 60 ans (1), accoutumé à prendre de 10 à 15 gouttes de semences de colchique dans les accès de goutte auxquels il était sujet, s'avisa de porter la dose à 30 gouttes, en deux fois, dans l'espace d'une heure. Une céphalalgie frontale insignifiante résulta de cette imprudence ; les conséquences psychiques en furent bien autrement graves. Tandis que la vision avait acquis une netteté jusqu'alors inconnue au malade, ses facultés intellectuelles s'affaiblirent, les mots qu'il lisait si bien ne s'arrangeaient plus dans sa tête de manière à former un sens ; même dans les phrases les plus courtes, il ne pouvait retrouver le mot qu'il venait de lire ; il confondait les noms des objets qui lui étaient les plus familiers ; quelquefois même sa langue se refusait à prononcer certains mots. Pendant les huit premiers jours, il ne pouvait écrire rien de suivi ; il lui était impossible de ne pas omettre, dans un petit nombre de lignes, tantôt une syllabe, tantôt un mot entier ; il corrigeait lui-même ses fautes en se reli-

(1) Journal des Conn. méd.-chirurg., octobre 1835, extrait du journal d'Hufeland. (Janvier 1835.)

sant, etc. L'auteur se tait sur la durée et la terminaison de cette espèce d'aliénation mentale.

Mademoiselle Joséphine de Busigne, âgée de 25 ans, fille adoptive de M. X..., d'un tempérament nerveux, d'une petite stature, de peu d'embonpoint, jouissait d'une bonne santé, lorsqu'elle éprouva un chagrin domestique violent et subit, qui lui fit croire à la nécessité d'un suicide.

Son père usait depuis plusieurs années, pour un rhumatisme et des accès de goutte, de frictions avec la teinture vineuse d'ognons de colchique, qu'il préparait lui-même en introduisant dans une bouteille, pour la moitié d'un litre, deux bulbes de colchique, torréfiées et pulvérisées; ensuite il remplissait la bouteille avec parties égales de vin blanc et d'eau-de-vie, et laissait macérer le mélange indéfiniment.

Le 2 juin 1835, à sept heures du soir, environ deux heures après un léger repas où elle n'avait mangé qu'un potage et quelques légumes, Joséphine but un verre de cette teinture vineuse préparée depuis deux mois, c'est-à-dire environ 150 grammes. Douleurs atroces aussitôt à l'épigastre, etc.; lait à boire aussitôt qu'on s'en aperçoit; vomissements provoqués par la titillation; moyen insuffisant, que l'on remplaça par 2 grains d'émétique en lavage; vomissements intenses et continus.

Plus tard, tous les symptômes de l'empoisonnement se montrèrent.

Il ne restait plus rien dans l'estomac, sans cela on eût administré de l'acide gallique et du tannin pur, qui eût précipité l'alcali végétal et amené la vératrine à l'état de bitannate insoluble (1).

Deux jeunes filles de la Fère (2) ont succombé, victimes d'un empoisonnement qui avait présenté d'abord les symptômes du choléra; ces enfants avaient mangé, en jouant dans la prairie, des graines de colchique, plante communément désignée dans les campagnes sous le nom de *veilleuse* ou *vachette*; dans la nuit suivante, des coliques et des vomissements se déclarèrent, et malgré les soins qui leur furent activement donnés, la mort survint.

M. Renauldin a lu à l'Académie de Médecine (3) une observation communiquée par M. Leroy des Barres, chirurgien de l'hospice civil de Saint-Denis:

Il s'agit d'une femme à laquelle on fit prendre par

(1) Recherches de M. T. Henry père, sur les végétaux. (Journal de pharmacie, 1834.)

(2) Revue de thérap. méd.-chirurg. Octobre 1838.

(3) Séance du 16 mai 1848. (Voir le Journal des conn. méd.-chirurg. du 1er juillet 1848.)

mégarde, en une seule fois, 30 grammes de teinture de colchique, qui lui avaient été prescrits pour être pris par cuillerée à café, matin et soir, pour combattre des douleurs abdominales dont elle était atteinte. Le médecin, appelé dès le début, commença par administrer un vomitif, après lequel il donna l'eau iodée pendant plusieurs jours. La guérison fut obtenue dans le court espace de trois jours, et le rétablissement complet au bout de sept à huit jours.

M. Renauldin, en apprenant le traitement antiphlogistique et adoucissant adopté par l'auteur, lui reprocha néanmoins d'avoir négligé de recourir à l'opium administré par le tube digestif.

Nous pourrions ajouter quelques autres faits à ceux qui précèdent. Cela étendrait inutilement ce travail.

Lorsque le colchique a fait du mal, il faut, d'après Geoffroi, secourir par les mucilagineux, l'eau tiède en abondance, le lait chaud, la titillation du gosier, etc., de manière à déterminer la sortie du poison, sans recourir, s'il se peut, à un vomitif qui pourrait ajouter au mal déjà produit ; car il y a une espèce d'intoxication, de l'avis de tous les médecins. On aura recours aux doux laxatifs ou purgatifs, tels que l'huile de ricin, lorsqu'on jugera que le médicament est arrivé dans les intestins, et aux lavements émollients huileux.

On fera ensuite, selon le cas, la médecine des symptômes, soit qu'ils se manifestent aux intestins ou au cerveau.

Au surplus, il faut toujours montrer la plus grande prudence et ne jamais l'administrer légèrement; on doit néanmoins avoir en lui, comme pour tous les remèdes énergiques, confiance dans son efficacité.

CHAPITRE V.

OBSERVATIONS PRATIQUES DANS LA GOUTTE.

Les premières observations qui suivent m'ont été adressées par M. A.-G., juge de paix à Grasse, signées du docteur Ardisson, d'Antibes.

PREMIÈRE OBSERVATION.

Carbonnel (Honoré), âgé de 56 ans, d'un tempérament lymphatique, sujet à des accès de goutte depuis plus de vingt ans, qui ont de fréquents retours et souvent d'une durée de plusieurs mois, occupant successivement toutes les articulations des membres supérieurs et inférieurs, qui sont devenues gonflées, sensibles et rendent le mouvement de progression très-difficile.

Cet individu, propriétaire et travaillant à la terre, avait peine à faire les plus faciles travaux et à les pouvoir continuer quelques jours.

Il y a près de deux ans, je lui prescrivis, dans un accès de goutte qu'il avait depuis trois jours, occupant le pied, le coude et le poignet gauche, après avoir abandonné les mêmes parties droites, une cuillerée et demie (15 grammes) de colchique, qu'il prit à huit heures du soir, et une heure après un bol de tilleul. Avant minuit il avait obtenu assez de soulagement pour obtenir du sommeil. Il y eut peu de sueurs ; mais les urines furent abondantes pendant le jour suivant. Le matin il avait de l'appétit, et il put le satisfaire sans inconvénient. Les douleurs disparurent promptement, et il fut en état de marcher plus librement, et de reprendre son régime et ses occupations habituelles avec plus de facilité et de courage qu'auparavant. Depuis cette époque il a éprouvé de fréquents accès de goutte, à cause des fatigues auxquelles il se livrait tous les jours. Plus de dix fois il a fait usage du colchique, qui lui a procuré toutes les fois un prompt soulagement, la cessation complète de l'accès.

Ce remède, en soulageant le malade de ses douleurs arthritiques, a puissamment accru ses forces musculaires, puisqu'il peut faire aujourd'hui d'assez longues marches. Il digère bien et dort mieux. En un mot, le mieux-être qu'il éprouve, depuis qu'il fait usage du colchique, est tel qu'il ne manque jamais d'en prendre dès les premiers symptômes d'un accès de goutte, qui cesse promptement. (Le père de Carbonnel était goutteux depuis de longues années.)

DEUXIÈME OBSERVATION.

M. Roustan (Pierre-Honoré), commissaire de police à Antibes, âgé de 50 ans, capitaine retraité, d'un tempérament sanguin-nerveux, est sujet depuis huit à dix ans à de fortes attaques de goutte aux bras et aux jambes, qui ont donné lieu à un gonflement des articulations et déterminé une sensibilité anormale.

Dans le mois d'octobre 1832, il eut un accès de goutte au poignet et au coude gauches. Je lui donnai une cuillerée de colchique (10 grammes), avec les précautions ordinaires, à huit heures du soir ; deux heures après, il éprouva beaucoup de soulagement, et à minuit il eut quelques sueurs ; le restant de la nuit fut calme ; il dormit ; le jour suivant il fut en état de reprendre ses occupations ordinaires, et de suivre son régime. Cette amélioration dans l'état de ses douleurs avait comblé les espérances et fondé sa confiance dans le bon effet du remède ; tandis qu'auparavant il était souvent retenu plusieurs mois dans son lit ou dans son appartement.

Des affaires importantes de la place ayant exigé de lui plus d'activité et de vigilance, il ressentit, huit jours après, un nouvel accès, qui eut son siége sur les mêmes articulations. Dès ce jour même il prit une nouvelle dose, mais plus forte de demi-cuillerée, et il but en plus grande proportion l'infusion de tilleul, ce qui donna lieu à des sueurs beaucoup plus abondantes et à la cessation complète des douleurs.

Cette personne a ressenti deux autres accès depuis cette époque. Le dernier eut lieu dans le mois de septembre dernier, et, chaque fois, il a obtenu le même résultat des remèdes qu'il prenait à l'invasion de l'accès. Ayant usé d'une quantité de boisson sudorifique chaude, les sueurs ont été abondantes. M. N. est assuré que, depuis qu'il a fait usage de ce remède, il a obtenu de la force dans les articulations et l'action musculaire ; tandis qu'il éprouvait auparavant une grande faiblesse, qui le gênait beaucoup dans les mouvements de progression.

TROISIÈME OBSERVATION.

M. Isnard, chef de bataillon au 59e de ligne, âgé de 50 ans, d'un tempérament bilioso-nerveux, est sujet depuis plusieurs années à de fréquents accès de goutte. Il faisait usage depuis longtemps d'un élixir pour en modérer ou en prévenir les attaques. Ce remède n'ayant pas produit un bon effet, et le malade étant pris de douleurs aux deux pieds, il réclama mes soins, et fit usage du colchique que je lui prescrivis à la dose d'une cuillerée à bouche seulement. Il n'éprouva qu'un léger soulagement. Le jour suivant il en prit une nouvelle dose, qu'il augmenta d'une demi-cuillerée, et cette fois les douleurs cessèrent deux ou trois heures après l'ingestion. Le lendemain il quitta son lit, et peu de jours après il fut en état de faire son service et ses courses obligées.

Satisfait du bon résultat de ce remède, qui avait surpassé son attente même, il eut le soin de s'en procurer une provision pour s'en servir dans la suite, attendu son départ pour Strasbourg.

QUATRIÈME OBSERVATION.

Magnique (Jacques), patron de bateau, âgé de 64 ans, d'un tempérament nervoso-sanguin, doué d'une constitution robuste et chargé d'embonpoint, avait toujours vécu dans la plus grande sobriété, et n'avait fait d'autres excès que dans les travaux de son état pénible de la mer. Depuis plusieurs années il éprouvait dans tous les membres des douleurs qui le rendirent impotent et le réduisirent à vivre presque toujours dans son lit.

Les douleurs arthritiques avaient un caractère de goutte. Le malade ne le croyait pas; il s'obstinait à refuser tout remède pour se soulager. Ayant réclamé mes soins dans le mois de septembre dernier pour de nouvelles douleurs très-vives qu'il éprouvait, et que je jugeai être goutteuses, je lui prescrivis le colchique, qu'il prit, le soir, à la dose d'une cuillerée et demie; il prit, une heure après, une seule cuillerée d'infusion de tilleul.

Le lendemain, il m'apprit qu'il n'avait ressenti que peu de soulagement et qu'il n'avait eu qu'une légère moiteur de la peau ; mais, dans le courant du jour, il urina abondamment et il eut quelques selles en diarrhée. De ce moment, les douleurs se dissipèrent, et, en peu de jours, M... fut assez bien pour marcher aisément. Depuis lors il éprouva un mieux sensible; il marche tous les jours, avec assez de force aux membres, ce qui n'avait plus lieu depuis plusieurs années. Il ressent peu de gêne, et n'a plus eu d'attaque de goutte.

N. B. Je pourrais citer d'autres observations, tout aussi heureuses dans leur résultat, après l'usage du colchique. Les personnes n'étant pas dans Antibes, il ne m'a pas été possible de suivre l'effet du traitement.

Je rapporterai encore, sans détails, les observations suivantes, qui proclament le triomphe du colchique.

CINQUIÈME OBSERVATION.

M. G..., capitaine en retraite, âgé de 62 ans, sujet depuis longtemps à de forts accès de goutte, avec des nodosités dans les petites articulations des mains et des pieds, a pris trois fois le colchique avec un plein succès.

SIXIÈME OBSERVATION.

M. D..., capitaine en retraite, âgé de 64 ans, a fait plusieurs fois usage du colchique avec le plus heureux succès.

SEPTIÈME OBSERVATION.

M. G..., colonel en retraite, âgé de 55 ans, sujet à de forts accès de goutte, a fait une fois usage de ce médicament dans une violente attaque; il en éprouva un soulagement prompt et inespéré. Depuis cette époque il se trouve bien mieux et plus dispos.

HUITIÈME OBSERVATION.

M. B..., âgé de 78 ans, sujet depuis longues années à des attaques fréquentes de goutte, a reçu un grand soulagement de l'usage de ce remède.

Ces personnes possèdent en réserve du colchique, bien résolues d'en reprendre l'usage aux premiers accès de goutte. Leur confiance est trop bien justifiée par le prompt soulagement qu'elles en ont obtenu, et par cet état de bien-être et de force musculaire qu'elles ressentent.

CONCLUSION.

1° Le colchique peut être considéré comme spécifique pour guérir les accès de goutte, puis pendant cette période. Il stimule et relève l'excitabilité des nerfs.

2° Il procure des sécrétions, des sueurs, des urines et des selles. Mais, pour obtenir cet effet, on doit faire prendre plusieurs tasses d'infusion sudorifique, ainsi que l'observation deuxième me l'a prouvé.

3° Par l'usage du colchique, les malades acquièrent plus de force musculaire, et, par là, plus d'agilité.

4° Son usage paraît retarder les accès, et par suite, il pourrait les prévenir.

5° Dans aucun cas il n'a produit d'effet délétère; toujours il a guéri l'accès, sans que le malade ait jamais éprouvé la plus légère incommodité.

Déclaré véritable,

Antibes, le 23 janvier 1835.

Signé : ARDISSON.

M. G..., pharmacien à Grasse, n'a point fait d'observations bien précises sur les effets du colchique; mais il en a donné à plus de vingt-cinq personnes, avec recommandation de le prendre de la même manière qu'un purgatif; aucun de ces malades ne s'est plaint des mauvais effets de ce médicament; bien au contraire, ils sont tous venus lui en redemander et le remercier des bons résultats qu'il avait produits sur eux. Il a agi, sur les uns, par la transpiration, et, sur les autres, par les selles, sans occasionner de phase extraordinaire. Il a produit, sur certains, la guérison au bout de deux jours; sur d'autres, un soulagement presque instantané; en voici un exemple assez frappant.

NEUVIÈME OBSERVATION.

Le nommé Mur... (Pierre), ancien facteur de la poste aux lettres, homme d'environ 60 à 65 ans, d'un tempérament sanguin et très-gros goutteux, n'avait jamais voulu faire usage du colchique, malgré tout ce qu'il entendait dire de bien de ce médicament; une nuit, cependant, pris par un de ces accès qui sont rares par leur degré de force, le désespoir s'empara de lui; il envoya réveiller le pharmacien G. avec prière de lui remettre une bonne dose de colchique : on la lui apporta en effet, il la prit comme un homme qui tente de s'empoisonner; une heure après, les selles se développèrent, et dans le courant de la journée il alla, tout joyeux, remercier M. G... de sa bonté; depuis ce temps, il y est revenu et en a encore éprouvé un grand soulagement.

DIXIÈME OBSERVATION.

Beaucoup de personnes marquantes du Var, qui sont très-goutteuses, ont essayé avec succès de faire usage du colchique.

M. Isn. Escof. l'a pris avec un avantage marqué, et la guérison ne s'est pas fait attendre, le soulagement a été prompt et le malade a pu reprendre le cours de ses occupations.

ONZIÈME OBSERVATION.

M. Joseph Isn. Luc., banquier, très-goutteux, d'une bonne constitution d'ailleurs, fut pris de plusieurs accès de goutte pour lesquels il se trouva soulagé et même promptement guéri par l'usage du colchique à la dose ordinaire.

DOUZIÈME OBSERVATION.

M. Couru (Louis), négociant, frère de l'ex-député du Var, était soumis aux fâcheux effets de la goutte ; traité par le colchique, auquel il a dû recourir plusieurs fois, le changement ne s'est pas fait attendre et les douleurs n'ont pas tardé à disparaître.

TREIZIÈME OBSERVATION.

M. Courm. Belliss., homme des plus honorables, administrateur des hospices (dont nous avons cru devoir reproduire plus loin et textuellement une lettre), est l'un des plus grands admirateurs des résultats du colchique employé pour combattre la goutte ; les détails qu'il donne sur lui-même et sur d'autres sont remplis d'intérêt.

QUATORZIÈME OBSERVATION.

M. Gazagu... lieutenant-colonel en retraite, de Saint-Paul-les-Vences, fut, ainsi que beaucoup d'autres artisans dont nous ne pourrions donner ici la liste, guéri de ses accès de goutte par le colchique.

QUINZIÈME OBSERVATION.

Le domestique de Mme la marquise de Gourd., le nommé X. (Louis), a été guéri par ce mode de traitement.

SEIZIÈME OBSERVATION.

Le sieur Griffa., employé de l'administration des douanes, ajoute un succès de plus à l'efficacité du colchique, par les bons effets qu'il en a retirés, ainsi que bien d'autres que nous sommes obligés de passer sous silence.

DIX-SEPTIÈME OBSERVATION.

Le capitaine de gendarmerie de Marseille en fit demander; et avant son départ pour changer de garnison, il en redemanda encore à M. Gir...., avec beaucoup d'éloges sur les effets, en le priant de lui donner la recette ; chose qui fut faite, mais il y a de cela longtemps.

Grasse, ... 1835.

Signé : AMIC-GAZAN.

DIX-HUITIÈME OBSERVATION.

Lettre de M. Courm... Belliss..., administrateur des Hospices, à M. Amic-Gazan.

Mon cher ami,

L'intérêt que vous me portez, et le désir que vous m'avez témoigné d'avoir quelques détails sur les effets que j'ai obtenus de l'usage du colchique, qui m'avait été conseillé par M. le comte Gazan, pour la goutte, me font un devoir de vous transmettre les détails qui suivent.

Je vous dirai qu'atteint de cette cruelle maladie depuis l'âge de 38 ans, il était rare que tous les trois ou quatre mois je n'eusse pas d'attaque plus ou moins longue et pour laquelle j'étais quelquefois retenu au lit pendant un mois avec les douleurs les plus atroces.

En 1832, vers la fin du mois de juillet, je fus atteint au genou gauche d'un accès que je supportai pendant deux jours ; mon genou était enflé et fort irrité. Je me déterminai, d'après l'offre obligeante que m'avait faite M. le comte de Gazan, à lui faire demander une dose de colchique, que je pris, le lendemain matin à huit heures, après m'y être préparé par un souper frugal.

Une heure après avoir pris mon colchique, je ressentis progressivement de la chaleur dans les mains et puis dans tout le corps, ce qui détermina une transpiration générale ; au point que je fus obligé de changer deux fois de chemise ; mais ce que je puis attester avec vérité, c'est qu'à deux heures après midi, c'est-à-dire six heures après avoir pris le remède, je ne ressentis plus de douleurs, au point que je dormis profondément la nuit suivante. Le lendemain je me trouvais tout à fait bien ; je me levai et sortis dans la soirée ; mais mon genou était encore enflé et la partie peu couverte par les habillements d'été, je passai ainsi cette soirée dans un jardin très-frais et j'eus le lendemain une récidive de douleurs qui me dura plus de deux jours, mais moins de trois.

C'est la seule fois, depuis trois ans, que je fais usage de ce remède, qui a agi par la transpiration. Après cette première attaque j'étais resté plus de huit mois sans en avoir.

Je vous dirai franchement que l'intervalle d'une attaque à l'autre est à peu près le même pour le temps qui les sépare, mais que j'ai obtenu un avantage immense sur la durée des souffrances ; car j'étais obligé de garder le lit vingt-cinq et trente-cinq jours, et je ne le garde plus que cinq à six jours ; ayant l'attention de mettre sur la partie enflée des cataplasmes de farine de graine de lin, que l'on change de quatre en quatre heures.

Ayant recu à l'hospice de Grasse, dont je suis l'un des administrateurs, le nommé Blaise (Isnard), tanneur de profession, et très-fort goutteux, qui avait les pieds et les mains presque ankylosés, je lui conseillai l'usage du colchique que j'avais préparé moi-même ; il le prit le matin, avant midi il fut sans douleurs.

Le même individu eut une attaque il y a trois mois, il était pris par les deux genoux qui étaient fortement enflés ; il envoya de suite chez moi pour me prier de lui donner le remède qui l'avait si efficacement soulagé ; mais ma préparation étant épuisée, je lui en fis remettre par un confrère goutteux, M. Isn. Escof., juge de paix, qui en fait usage lui-même et qui s'en trouve fort bien ; le malade le prit et fut de suite soulagé.

Le nommé Majol (Robert), cultivateur, habitant la campagne dans la commune de Chatenneuf, à qui je l'ai conseillé, a été soulagé après de copieuses évacuations.

Si le colchique n'est pas un remède curatif pour la goutte, j'estime qu'il est un excellent palliatif, que non-seulement je conseille, mais que j'engage fortement à prendre ; car j'en ai ressenti et j'en ressens de plus en plus l'efficacité et les meilleurs effets ; ce que j'atteste être sincère et véritable.

Signé : COURMES-BELLISSIME.

Grasse, le 26 mai 1835.

DIX-NEUVIÈME OBSERVATION,

Recueillie par M. le docteur Casimir Broussais, professeur au Val-de-Grâce, agrégé à l'Ecole de Médecine de Paris, et rédigée par lui-même.

M. Diguet, boucher, rue du Bac, au coin de la rue de Verneuil, âgé de 58 ans, d'une constitution athlétique et d'un tempérament sanguin, très-actif, est sujet, depuis dix-huit ans, à la goutte ; il a deux, trois, quatre, cinq accès par an ; chacun dure quinze, dix-huit, vingt, vingt-cinq jours. La goutte commence par un pied, s'y élève au plus haut degré, devient successivement douloureuse ; alors l'autre pied commence à se prendre, et suit la même marche ; puis tout disparaît, et il ne reste qu'un peu d'embarras, de difficultés dans les mouvements. On l'a jusqu'ici traité par des applications de sangsues, des vomitifs, etc., etc. Les sangsues l'ont souvent soulagé, mais n'ont pas toujours abrégé la durée de l'accès.

Appelé le 8 juillet 1835, j'apprends que le malade avait été pris, au milieu d'une santé florissante, il y avait quatre jours, de la goutte. Il n'avait d'abord rien fait que mettre des cataplasmes. Le pouls est bien le jour ; le soir il est plein, fort, et il y a de la fièvre, du transport ; le malade délire facilement. Le pied gauche est le premier pris ; les articulations métatarso-phalangiennes et même tibio-tarsiennes sont rouges, gonflées, douloureuses ; le mouvement est impossible ; la plante du pied est extrêmement douloureuse. Le pied droit commence à se prendre ; les articulations y sont rouges, douloureuses et un peu gonflées. Mon ami, M. le docteur Aulagnier m'avait souvent parlé des avantages d'une liqueur de colchique, dont il s'était servi avec succès dans un grand nombre de cas. Je me décidai donc à administrer ce remède à mon malade, à la dose de 10 grammes chaque fois, dans une tasse d'infusion de tilleul. Le lendemain, 9, le pied droit est mieux, il a beaucoup sué ; cependant la goutte n'est pas enlevée ; il y a eu une fièvre violente la nuit. Le pouls est bien le matin, très-plein et très-fort le soir.

Saignée de 2 livres 4 onces ; la goutte n'est pas calmée.

Le 10, même dose de colchique ; le soir le pied

droit est parfaitement libre; le pied gauche est mieux : le malade peut le mouvoir.

Le 11, le malade est beaucoup mieux et il désire marcher, je ne le lui permets pas encore.

Je m'absente du 11 au 19. Pendant ce temps le malade est descendu, a marché, est resté longtemps assis. Le 18, il est repris de douleurs au pied gauche avec un peu de gonflement. Le 19, je viens le voir; le gonflement est revenu. Le malade répugne à prendre la potion le soir; on la lui donne pure le lendemain matin, 20; le soir, il est très-bien et peut mouvoir ses articulations. Le 21, il s'est levé, et depuis ce temps il a continué à se trouver assez bien pour marcher, etc.

VINGTIÈME OBSERVATION.

Je soussigné, capitaine au 33e de ligne, âgé de 49 ans, constate que j'ai été pris, le 6 juillet 1835, d'un accès de goutte (maladie à laquelle je suis sujet depuis six ans) à l'articulation du gros orteil du pied droit; que le lendemain matin, à jeun, après une nuit de souffrances vives, j'ai pris le remède antigoutteux que m'a administré M. le docteur Aulagnier, médecin en chef de l'hôpital militaire thermal de Baréges ; que j'ai traversé trois chemises avant midi et que j'ai été soulagé deux heures après, au point de pouvoir marcher et supporter le poids d'une couverture, lorsque peu de temps auparavant, le poids du drap lui-même m'était intolérable. Je certifie en outre que 7 à 8 heures après, j'étais en état de marcher comme à l'ordinaire, à l'exception d'une sensibilité et d'une rougeur qui ont persisté pendant plusieurs jours autour de l'articulation ; et que, quatre ou cinq jours après, la peau s'est enlevée comme à la suite d'une brûlure, quoique rien n'ait été appliqué à l'extérieur.

J'ajouterai que la demi-dose que j'ai prise le surlendemain, et qui est d'une demi-cuillerée à bouche, n'était que pour assurer la guérison de l'accès que j'avais eu.

En foi de quoi j'ai signé ci-dessous, avec M. le capitaine Defrance, du 44e, qui était présent, avant, pendant et après, et qui a constaté ce que j'avance.

Baréges, le 15 juillet 1835.

Signé : SAVARIAU.

Approuvé ce qui est écrit ci-dessus.

Signé : DEFRANCE.

VINGT ET UNIÈME OBSERVATION.

J'atteste que j'ai été pris à Baréges d'une attaque de goutte au pied gauche et à la main droite, et que j'ai été guéri en vingt-quatre heures de cet accès, par l'emploi à l'intérieur du remède antigoutteux que m'a fait prendre M. le docteur Aulagnier, médecin en chef de l'hôpital militaire.

Délivré le présent pour servir au besoin :

Baréges, le 17 juillet 1835.

Signé : COCHENER,
Sergent d'artillerie.

Nous soussignés, chirurgiens attachés à l'hôpital militaire de Baréges, certifions que nous avons été témoins de l'administration d'un remède qu'a pris Cochener, et de sa guérison en vingt-quatre heures.

En foi de quoi nous avons signé pour servir au besoin.

Baréges, le 18 juillet 1835.

Signé : LACRAMPE (1), BOURDET.

(1) Aujourd'hui juge de paix du canton de Luz.

Nous reçûmes, environ un an après, la lettre ci-jointe de Cochener, nous la reproduisons textuellement.

Perpignan, le 12 juillet 1835.

Monsieur, je viens vous remercier des deux petites fioles que vous avez eu la bonté de me donner l'année dernière (contre la goutte); quelques jours après mon arrivée de Baréges, je fus atteint d'une attaque plus violente que celle que j'eus étant aux eaux. Je pris une fiole qui produisit le même effet que celle que vous m'aviez administrée; elle calma la douleur en vingt-quatre heures, mais elle m'attaqua un peu l'estomac pour le moment, car actuellement je ne m'en sens aucunement.

Il me reste encore une fiole que je n'ai pas osé prendre avant de vous en prévenir, craignant que le temps ait produit un effet contraire au remède ; car j'ai eu une attaque au mois de janvier dernier, qui m'a retenu alité deux mois, plus deux autres mois sans pouvoir me tenir debout. Actuellement je vais assez bien, marchant cependant difficilement.

Je viens vous prier de me faire savoir par le retour du porteur, si je peux faire usage de la fiole qui me reste ; ou si vous avez découvert quelque chose contre cette maudite maladie, de me le faire savoir.

Je compte, monsieur, sur vos bontés pour m'obliger, et je vous prie de me croire votre dévoué serviteur.

Signé : COCHENER,
Sergent à la 4e compagnie de canonniers vétérans à Perpignan.

P. S. — J'oubliais de vous dire que mon intention est de faire usage des bains de sable de mer ; je vous prie de me donner votre avis et de ne pas m'abandonner. Je mets ma confiance en vous; ne craignez pas de me mettre en dépense pour me soulager, car je suis las de souffrir depuis dix ans.

Je n'ai plus eu de nouvelles de ce malade.

VINGT-DEUXIÈME OBSERVATION.

Le nommé Sarrazin, tambour à la 7e compagnie des sous-officiers sédentaires, fut atteint subitement le 20 août 1835, d'un premier accès de goutte qui occupa le gros orteil droit, avec gonflement très-douloureux, lancinant, et impossibilité de marcher, ni de dormir pendant la nuit qui suivit l'attaque. Je proposai l'emploi du remède antigoutteux de M. le docteur Aulagnier, dont j'avais déjà vu de bons effets ; le malade le prit à midi (le 21), avec les précautions que ce docteur indique, qui consistent à garder le lit pendant l'effet du colchique, à couvrir la partie malade de coton cardé, à faire usage d'une infusion de tilleul par tasses à café tous les quarts d'heure. La sueur se déclara bientôt après que le malade eut pris le remède ; elle fut très-abondante, et à quatre heures il pouvait déjà mouvoir l'orteil ; dans la soirée, le mieux augmenta insensiblement : la nuit fut calme et passée en partie dans le sommeil. Le lendemain, il eut plusieurs selles abondantes, qui parurent critiques et devoir amener l'entière résolution de la maladie ; en effet, le malade, vers le soir, était capable de marcher, ce qu'il voulait faire; on l'en empêcha afin de ne pas contrarier la marche de la maladie, ce qui aurait pu arriver s'il s'était exposé trop tôt à l'action de l'air extérieur. Le 23 , il n'éprouvait plus qu'un léger engourdissement dans la partie qui avait été le siége du mal ; la marche était facile et il alla battre la retraite depuis le bas Baréges jusqu'à la caserne, qui en est distante de plus de quatre cents pas.

Baréges, le 29 août 1835.

Signé : LACRAMPE,
Chirurgien aide-major requis à l'hôpital militaire de Barèges, suppléant du juge de paix de Luz.

J'ai suivi l'observation ci-dessus et je la certifie d'autant plus véritable, que c'est moi qui ai fait prendre le remède au malade.

Baréges, le 30 août 1835.

Signé : BOURDET père,
Chirurgien aide-major requis à l'hôpital militaire de Baréges.

VINGT-TROISIÈME OBSERVATION.

Voici un extrait d'une lettre que m'écrivait de Bordeaux, le 3 septembre 1835, mon ami le docteur Chaumet (1), chirurgien en chef de l'hôpital Saint-

(1) Dont la science déplore la perte récente, par suite d'un cas foudroyant.

André, relativement à mes questions sur un de ses malades, pour lequel je lui avais envoyé du colchique. « M. Morin a pris en effet dudit remède à l'intérieur; il s'en est si bien trouvé, qu'il fut convenu que je lui procurerais cinq à six flacons, etc. »

VINGT-QUATRIÈME OBSERVATION.

Extrait d'une lettre que m'écrivait M. le docteur Gasc, alors médecin en chef de l'hôpital militaire de perfectionnement du Val-de-Grâce, de l'Académie de Médecine, et depuis membre du Conseil de santé des armées, etc. (1).

La Ville-du-Bois, près Linas (Seine-et-Oise), le 11 septembre 1835.

Mon cher camarade et ami,

Il y a bien longtemps que j'ai reçu votre lettre et que j'ai le plus vif désir d'y répondre. Ce n'est pas ma faute si j'ai tant tardé. Monsieur votre père a dû

(1) Enlevé trop tôt à l'armée, à la science et à notre affection.

vous faire connaître le motif de mon retard. Il y avait peu de jours que j'avais reçu de vos nouvelles, lorsque j'ai été pris d'un rhumatisme articulaire universel, dont je ne suis pas encore tout à fait débarrassé, tant il a été violent, cruel et difficile à déraciner. Pourtant, j'ai fait usage du colchique d'automne, d'après les conseils du bon Casimir Broussais, qui, dans cette occasion m'a témoigné beaucoup d'attachement et m'a visité très-fréquemment ; mais ce colchique, je ne l'ai pas pris aussitôt qu'on me l'a conseillé ; j'ai un peu temporisé, je l'ai pris en potion à la dose d'un demi-gros chaque fois; à la troisième prise, j'ai éprouvé un peu d'amélioration, et alors j'ai suspendu ; de nouvelles crises de douleurs se sont manifestées, et votre père (1), qui m'a fait l'amitié de venir me voir, m'a beaucoup grondé, en me disant que je n'avais pas pris le remède comme j'aurais dû le faire, et m'engagea à demander de vos petites bouteilles. Je me trouvais mieux dans ce moment, cependant il me survint une douleur nouvelle au genou gauche qui me décida à obéir à votre père. Je pris le colchique tel que vous l'employez ; il me produisit vers le soir trois ou quatre selles liquides ; depuis, je n'ai plus eu de vives douleurs,

(1) Membre de l'Académie et médecin lui-même.

mais il m'est resté de la roideur, une difficulté de mouvement dans les articulations scapulo-humérales et dans les poignets, et une faiblesse générale dont je ne suis pas encore débarrassé. J'ai demandé un congé de deux mois au ministre, et je suis venu me rétablir ici chez mon beau-frère, où je suis depuis une dizaine de jours, etc., etc.

VINGT-CINQUIÈME OBSERVATION.

Extrait d'une lettre que j'ai reçue de M. Lacrampe, chirurgien de l'hôpital de Baréges, dont le nom a déjà été cité plus haut.

Luz (Hautes-Pyrénées), 21 novembre 1835.

.... Votre antigoutteux m'a encore réussi sur Flamant aîné, qui fut atteint d'un fort accès de goutte peu de jours après votre départ.. Après bien des tergiversations, il se décida à en faire usage, et quoiqu'il l'ait pris en tremblant, il n'en a pas moins ressenti les bons effets; il a même commis une imprudence pendant l'effet du remède, dont vous pourrez faire l'objet d'une observation pour les précautions à prendre pendant son action. Peu d'instants après qu'il eut bu la dose entière, soit par peur, soit par l'effet du médicament, il éprouva à l'estomac une telle défaillance qu'il crut qu'il allait mourir; et, pour ne pas mourir sans secours, il s'administra un verre de vin de Bordeaux, qui, loin de troubler l'effet, ne fit que hâter la sueur qui amena le calme dans la nuit.

J'ai un goutteux qui m'a demandé votre remède, je lui donnerai une des petites fioles que vous m'avez laissées, et je vous ferai part du succès, s'il a lieu, comme je l'espère.....

Signé : Lacrampe.
Chirurgien aide-major requis à l'hôpital militaire de Baréges, suppléant du juge de paix de Luz.

VINGT-SIXIÈME OBSERVATION.

M. le professeur Caventou ayant parlé à table, devant un médecin, des succès d'un antigoutteux, on en plaisanta beaucoup. Deux jours après, M. le général Dubourg, dont le nom a eu quelque retentissement en politique, lui écrivit la lettre que voici, que M. Aulagnier reçut avec la suivante :

Mon cher Caventou,

Je vous prie de m'envoyer le remède dont vous m'avez parlé, si toutefois vous pensez qu'il puisse me faire du bien ; il m'est revenu un peu de goutte et c'est une occasion d'en faire l'essai ; bien entendu que vous m'indiquerez la conduite à tenir. Mille amitiés.

Paris, le 17 mars 1836.

Signé : Dubourg,
Faubourg Saint-Denis, 156.

Je vous prie, mon cher M. Aulagnier, de remettre pour M. le général Dubourg, une de vos petites bouteilles, avec la manière d'en faire usage, si vous n'aimez mieux aller chez le général lui-même le lui expliquer.

Votre dévoué,

Signé : Caventou.

A M. Aulagnier, rue des Saints-Pères, 41.

On ne m'avait pas rencontré une première fois et je trouvai chez moi, avec cette lettre, la note que voici, écrite au bas de celle du général.

« M. Aulagnier est prié instamment de vouloir bien se donner la peine de venir voir de suite M. le général Dubourg, qui a passé une nuit affreuse ; il voudra bien demander M. H......... chez lequel le général est provisoirement domicilié. »

Je me rendis de suite chez le général, que je trouvai au lit, fort souffrant, et avec lequel je causai longuement de la goutte et du remède. Je remarquai une constitution robuste, un tempérament musculo-sanguin, et la plus forte goutte chronique, qui le retenait au lit en ce moment, ainsi que des désordres articulaires anciens aux doigts, aux mains, et à la gauche principalement, des dépôts crayeux, etc.

Je reçus plus tard du général la lettre que voici :

J'espérais toujours, monsieur le Docteur, que vous auriez le désir de connaître l'effet de votre remède et qu'ainsi j'aurais le plaisir de vous revoir.

Le remède n'a pas fait tout l'effet que vous en attendiez ; j'ai encore de l'inflammation aux doigts et cependant j'ai exactement suivi vos prescriptions; toutefois, si le succès n'a pas été complet, il y a eu une réelle amélioration; peut-être, la dose était-elle trop faible pour moi.

Recevez, etc.

Signé : DUBOURG.

Paris, 3 avril 1831.

Mon départ de Paris ne me permit pas de revoir ce malade.

VINGT-SEPTIÈME OBSERVATION.

M. Dastas, pharmacien à Tarbes, m'a rapporté qu'il avait remis à une personne d'Argelès une de mes doses d'antigoutteux, et que cette personne avait été guérie de son accès de goutte très-promptement et sans aucun ressentiment de ses douleurs.

VINGT-HUITIÈME OBSERVATION.

Même chose est arrivée à M. Bourdet fils, pharcien à Argelès, et le fait m'a été simplement rapporté par lui et confirmé par M. E. d'Estampes, son ami, alors sous-préfet de cet arrondissement.

VINGT-NEUVIÈME OBSERVATION.

M. le colonel de Saint-Ch.... avait pris à Baréges une trentaine de bains, lorsqu'un accès de goutte qui se manifesta d'abord à la main droite le força de suspendre leur usage. Le pied droit se prit également, avec tout l'appareil inflammatoire de cette maladie. Je conseillai à M. de Saint-Ch... le colchique de M. le docteur Aulagnier, dont j'avais déjà obtenu de bons effets sur différents malades; il le prit, le 14 juillet au matin, avec les précautions et le régime que ce médecin prescrit dans son instruction. La sueur se déclara dans les premières heures qui suivirent son administration ; elle se soutint le lendemain et la nuit suivante ; une forte évacuation avait eu lieu dans la première nuit. La douleur de la main et du pied fut calmée dans la seconde nuit, et le malade aurait pu quitter son lit le troisième jour ; il le garda néanmoins jusqu'au quatrième, époque à laquelle il a pu vaquer à ses affaires et même se promener assez longtemps, sans éprouver aux parties qui avaient été le siége du mal aucune douleur, mais seulement un léger engourdissement.

Baréges, le 20 juillet 1836.

Signé : LACRAMPE.

(Déjà cité plus haut.)

TRENTIÈME OBSERVATION.

Mon collègue et ami, le docteur Ulo, de Marseille, m'écrivait ce qui suit à la date du 29 décembre 1835:

..... Turrier, pharmacien à Marseille, m'avait remis dans le temps deux petites fioles de votre remède antigoutteux ; j'en ai employé une, dernièrement, chez une personne appartenant au dispensaire. Le remède a calmé les douleurs, mais, une quinzaine après son admission, le malade a ressenti de nouvelles atteintes, qui, à la vérité, étaient très-faibles et bien supportables. Je ne doute nullement que votre remède soit généralement bon pour les atteintes de goutte ; mais je crois qu'il doit se présenter des cas où il n'ait pas un succès complet ; ce qu'on observe d'ailleurs pour toutes les maladies et pour tous les remèdes les plus héroïques. C'est toujours beaucoup de pouvoir calmer à volonté une maladie qui est souvent l'écueil de la médecine.

Signé : Ulo, D. M.

TRENTE ET UNIÈME OBSERVATION.

J'ai reçu du même confrère, le 9 décembre 1837, une autre lettre dont voici un extrait :

J'ai eu l'occasion d'employer avec assez de succès votre antigoutteux, chez un homme de 58 à 60 ans, de forte constitution, qui avait des accès assez fréquents de goutte.

Ce mal affectait préférablement le gros doigt du pied droit et s'étendait aussi sur la face dorsale de cette partie.

Votre remède administré, ainsi que vous le mentionnez, a produit une amélioration très-sensible dans les douleurs, qui l'inquiètent actuellement fort peu.

Tel est l'heureux résultat que j'ai obtenu ; je désire qu'on puisse en apprécier davantage les bons effets, etc.

Signé : Ulo. D. M.

TRENTE-DEUXIÈME OBSERVATION.

Le lieutenant général comte Gazan de Lapeyrière, pair de France, lieutenant de Soult et de Masséna, était lié d'amitié depuis longtemps avec mon père, qui reçut de lui, le 2 septembre 1835, une lettre datée de Grasse, dont j'extrais ce qui suit : « Le mois prochain, je m'occuperai de votre commission de colchique, qui, du reste, devient rare, par suite, je pense, de la consommation ou des envois qu'il s'en fait.

» Lorsque vous écrirez à votre fils Ad., faites-lui mes amitiés, et dites-lui bien que je désire vivement que le colchique lui soit aussi avantageux que le..... l'a été à..... Dites-lui qu'il peut le donner hardiment, même à des goutteux qui seraient depuis plusieurs mois dans leur lit. Dites-lui enfin qu'il ait de la hardiesse; il en faut pour réussir.

» Signé : comte Gazan. »

Le général Gazan, très-goutteux lui-même, avait fait souvent, avec avantage, usage du colchique, qui, disait-il, avait éloigné ses accès. Lorsque j'étais médecin en chef du service de santé du lazaret de Marseille, j'eus occasion de lui donner des soins et d'employer sur lui ce médicament. Il s'agissait, après 1830, moment d'effervescence dans ce pays surtout, de passer en revue la garde nationale et la garnison ; le général, pris par de vives douleurs au pied, était, — malgré sa force physique et morale,

— incapable de se rendre à....., même en voiture; quelqu'un émit l'opinion que, vu l'urgence, le défilé pourrait avoir lieu sous le balcon du général, qui repoussa vivement ce moyen. Je fus appelé, et c'est un ou deux jours après l'emploi d'une dose de colchique que le général put, sans trop souffrir, être conduit en voiture sur le terrain, et qu'il put passer devant le front des troupes qui l'acclamèrent; il y avait plutôt engourdissement que douleur.

C'est à cette occasion que Barthélemy, dans sa *Némésis*, écrivit ce vers :

« Le brave et bon Gazan qui s'endort aux revues. »

Avant le défilé, tandis que les troupes se massaient, le général avait pris un instant de repos sur une chaise qu'on lui offrit; et, à son âge déjà avancé, il baissait la tête, contrarié sans doute de n'avoir pas fait mieux; mais il était loin de dormir.

J'ai été autorisé par lui, de son vivant, à publier qu'il a été guéri de plusieurs accès de goutte par le colchique, notamment cette fois.

Un illustre maréchal, alors ministre de la guerre, eut un accès de goutte, dont il souffrait cruellement, et pour lequel il demanda à un général, son vieil ami, que je ne crois pas devoir nommer, une dose de colchique. Le général sollicitait depuis quelque temps l'avancement d'un petit fonctionnaire, M. G....., son protégé, peut-être son parent. Je ne sais si les promesses du maréchal ne s'effectuaient pas assez vite, mais le général lui répondit qu'il aurait le remède quand son candidat aurait obtenu sa première classe. Le maréchal envoie dans ses bureaux : la nomination arrive aussitôt, mais pour une autre classe que celle qu'on attendait; le ministre change le numéro, indique lui-même la classe supérieure ; il signe. Le remède ne se fait pas attendre et le malade est promptement guéri; donnant, donnant. (*Historique.*)

CHAPITRE VI.

OBSERVATIONS PRATIQUES DANS LES RHUMATISMES.

J'avais répandu, parmi mes confrères de Paris et de la province, de nombreux échantillons de ma liqueur de colchique, pour qu'ils voulussent bien m'aider dans les recherches que je ferais. Je fus obligé de quitter Baréges, pour obéir aux exigences du service militaire, auquel j'étais lié ; trop occupé alors de mon service, si lourd à Paris et dans les grands centres, ayant subi une longue maladie, qui m'a laissé des traces indéfinies, je cessai de m'occuper du colchique et je mis tout ce travail dans des cartons, avec mille et une notes qui ne manquent jamais aux médecins praticiens, surtout à ceux qui ont eu pour théâtres de grands hôpitaux.

Aujourd'hui que, retraité sur ma demande, les soins de ma clientèle me laissent quelques loisirs, en faisant, comme la plupart, une revue rétrospective, j'ai retrouvé, entre autres choses, mes notes sur le colchique; mais j'ai à regretter les nombreuses observations égarées ou perdues par l'éloignement de ceux de mes confrères qui les ont recueillies et oubliées sans doute.

Retenu pendant deux ans à l'hôpital de Sedan (Ardennes), que je dirigeais, j'ai rencontré peu de goutteux dans ce dur et âpre climat; j'ai en revanche pu faire quelques nouveaux essais sur le colchique dans les affections arthritiques aiguës, qui ne manquent pas, surtout chez les militaires de la garnison, dont les casernes, mal situées, ne laissent pas que de contribuer au développement de nombreuses affections rhumatismales. Je les rapporterai telles quelles, comme des auxiliaires utiles de l'action du colchique chez des sujets jeunes, vigoureux, mais dans des conditions peu favorables de traitement. Le soldat écoute mal les recommandations; et s'il ne peut remuer les membres, il trouve encorc, malgré cela, le moyen de tromper la vigilance et d'éluder les prescriptions du médecin.

Je n'ai pas reculé devant de nouveaux essais, malgré les essais peu favorables que M. le docteur Monneret (1), agrégé à la Faculté, a faits de la teinture

(1) Archives générales de médecine, 1844.

des *bulbes de colchique*, du nitrate de potasse et des saignées, dans le traitement du rhumatisme articulaire. Ce médecin décrit d'abord les effets de la teinture de bulbes de colchique. Voici, en abrégé, comment il résume son opinion : « D'après tout ce » qui précède, on voit manifestement que l'action » de cet agent thérapeutique porte spécialement » sur l'intestin et y détermine une irritation spé» ciale, qui a été notée par les plus anciens expéri» mentateurs. Cette irritation paraît être de nature » secrétoire, et ne va pas jusqu'à la phlogose ; elle » donne lieu à une diarrhée séreuse. La teinture de » colchique ne jouit aucunement de propriétés spé» cifiques ; le bien qu'elle a produit dans des cas » peu nombreux de rhumatisme est dû à la révul» sion intestinale. Sa vertu diurétique est même » nulle. » Contrairement aux partisans du contro-stimulisme, ce médecin n'a pas constaté non plus, malgré le soin de son observation, les propriétés hyposthénisantes de ce médicament, dont le rôle est tout à fait insignifiant contre les rhumatismes.

Je donne d'abord une première observation que j'ai prise à l'École Polytechnique.

PREMIÈRE OBSERVATION.

M. Guéry, élève distingué de la première division de l'École Polytechnique, d'une constitution trapue, forte, bilioso-sanguine, a la vue très-tendre; il jouit d'une bonne santé d'ailleurs; il était indisposé depuis trois jours, lorsqu'il entra, le 27 mai 1851, à l'infirmerie pour une courbature, avec fièvre, suivie d'une gastro-bronchite légère, puis d'une gastro-entérite aiguë, après laquelle il lui survint des douleurs rhumatismales générales, surtout articulaires.

Le malade fut saigné au bras (500 grammes); le sang était couenneux; il ne fut soulagé que momentanément; bientôt les symptômes redoublèrent.

Je prescrivis la diète, la bourrache, l'eau de gomme acidulée et les pédiluves sinapisés, les potions nitrées, le baume tranquille pour frictions et la ouate; des potions gommeuses, des loochs, des cataplasmes émollients, des potions antispasmodiques, le citrate de magnésie, qui irrita les intestins; il fallut recourir aux émollients.

Il survint de telles transpirations que je craignis la suette. J'avais modifié maintes fois le régime alimentaire, selon la force de la fièvre, de l'oppression de poitrine et de l'irritation au cœur, aux entrailles.

Nous avons eu à combattre quatre phases de la maladie :

1° Celle de la gastro-bronchite;

2° Celle de la gastro-entérite;

3° Celle de l'arthrite et du rhumatisme général;

4° Enfin l'arthrite chronique.

Les ventouses sèches et scarifiées sur la poitrine, à la région du cœur ; des cataplasmes laudanisés sur les articulations ; l'huile de camomille camphrée, la digitale ; rien n'avait détruit la dernière affection. J'administrai alors des quarts de lavements avec le sulfate de kinine et le pavot ; puis enfin 24 grammes, en quelques jours, de la liqueur de colchique, qui a agi par les selles, les sueurs, les urines, et déterminé une convalescence franche et définitive.

DEUXIÈME OBSERVATION.

Rousselet, cuirassier au 5e régiment, entra, le 23 mai 1854, à l'hôpital militaire de Sedan, après quatre jours de maladie. Ce jeune et robuste soldat, au teint coloré, avait pris un bain froid dans la Meuse, ayant chaud et par un temps frais; des douleurs arthritiques se déclarèrent aux extrémités inférieures, puis à toutes les articulations. Il avait quelques plaies aux jambes, provenant de l'équitation.

Il fut mis à la diète, avec des cataplasmes émollients sur toutes les articulations principales. Il était dans l'impossibilité de se mouvoir.

Je prescrivis la bourrache chaude pour boisson pendant le traitement. Le 26, liqueur de colchique, 10 grammes; plusieurs garde-robes; urines copieuses; pas de sueurs; le malade éprouve un soulagement prononcé.

Du 26 au 29, repos; mêmes moyens, moins le colchique.

Le 29, autre dose de colchique, malgré une plus grande liberté de mouvements. Cataplasmes laudanisés. Il y a eu une ou deux garde-robes seulement.

Nuit plus calme. Le malade est au quart maigre, depuis quelques jours, excepté lorsqu'il prend le colchique.

Mieux le 30. Les genoux sont seuls encore un peu douloureux par un temps très-orageux et mou.

Le mieux s'est soutenu le 31 ; il a progressé le 1er juin. Les genoux sont libres, une garde-robe ; même régime ; bonne nuit.

Le 2, bien-être général ; progrès ; tout va bien.

Le malade se lève ; il n'a plus rien aux genoux. Il est en convalescence, et peu de jours après il sort guéri.

TROISIÈME OBSERVATION.

Morou (Emile), soldat au 56e de ligne, 22 ans et demi, constitution lymphatico-sanguine moyenne ; après huit jours de maladie, il entre à l'hôpital de

Sedan, le 30 mars 1854, pour une arthrite générale aiguë, après en avoir éprouvé plusieurs dans son enfance.

Il est mis à la diète, à la bourrache chaude ; il a des sueurs ; les douleurs sont ambulantes.

Le 31, même régime ; tilleul chaud ; teinture de colchique, 8 grammes. Douleurs vagues. Le malade a deux ou trois garde-robes et des sueurs.

Le 1er avril, même régime, mêmes prescriptions, y compris 10 grammes de colchique, qui donnent une ou deux garde-robes. Mieux ; pas d'appétit. Douleurs générales ; ouate qu'on emploie mal ; sueurs que l'on favorise ; urines rares.

Le 2 avril, langue sèche ; diète ; mouvements plus libres ; eau gommeuse tiède ; urines rares.

Le 3, langue pâteuse ; pas de selle ; sueurs moindres ; pas d'appétit ; douleurs erratiques et moindres.

Le 4, pas d'appétit ; diète ; le malade se remue plus facilement et souffre moins ; tilleul chaud et colchique, 5 grammes ; eau gommeuse.

Le 5, bouillon coupé ; inappétence, eau gommeuse ; repos. Les articulations sont presque toutes dégagées.

Le 6, il n'y a plus de douleurs ; les mouvements sont libres ; pas de sommeil cependant. Pas d'appétit ; deux selles purgatives ; bouche pâteuse. Vermicelle gras, matin et soir. Eau gommeuse ; repos ; après, potion antispasmodique pour la nuit.

Le 7, le malade a dormi sept heures de suite ; il est mieux ; les membres sont libres ; soupe et pruneaux matin et soir. Eau gommeuse ; un peu de sensibilité à l'épigastre ; moiteur générale ; il a plus d'appétit. Potion antispasmodique pour la nuit; le malade se lève une heure dans la journée, et de lui-même.

Le 8, moins de sommeil, bien d'ailleurs ; pas d'appétit. Vermicelle au gras et pruneaux matin et soir. Il y a eu hier une selle ; potion pour la nuit.

Le 9, bien ; levé hier une heure. Nuit agitée, a peu dormi. L'appétit ne se prononce pas ; cependant le malade est mis au quart de portion, avec un œuf sur le plat et du vin matin et soir. Sa potion.

Le 10, il a dormi 5 à 6 heures. Il a transpiré et n'a plus ses douleurs. Le reste comme hier pour tout.

Le 11, sommeil ; selle demi-dure. Pas d'appétence, même régime avec une côtelette de mouton, un œuf sur le plat et du vin matin et soir ; il prend un peu d'exercice. Eau gommeuse, sans sa potion.

Le 12, il est bien, dort et se promène. Il se tient

levé longtemps ; peu d'appétit. Il mange néanmoins comme hier et il digère bien. Eau gommeuse.

La convalescence est établie, à quelques légères douleurs près aux changements de temps, et le malade quitte l'hôpital le 2 mai, après trente-trois jours de maladie.

QUATRIÈME OBSERVATION.

Delvant (Nicolas), 48 ans, voltigeur au 56e régiment de ligne, a des douleurs rhumatismales sacro-lombaires du côté gauche, et brachio-humérales anciennes du même côté, pour lesquelles il entre à l'hôpital militaire de Sedan, le 8 avril 1854 (soir). Il a déjà eu une crise, il y a quatre mois, à Paris.

Le 9, il a pour régime le quart de portion matin et soir et de la bourrache chaude pour tisane.

Le 10, diète; le matin il prend 13 grammes et 1/2 environ de teinture de colchique dans du tilleul chaud. On met de la ouate sur les parties douloureuses et on les emmaillotte bien. Le soir, après l'effet du colchique, il est au quart d'aliment gras et de vin. Il a eu trois garde-robes et quelques sueurs.

Le 11, les reins sont douloureux ; le malade a de la moiteur, est assez bien d'ailleurs. 1/2 portion le matin et quart le soir, avec des légumes et du vin. Eau gommeuse, ouate, bon sommeil. Il n'y a pas eu de soif.

Le 12, soulagement du bras et des reins. Reste la fémoro-coxalgie. Ouate supprimée. La demi-portion pour tout. Orge, liniment camphré opiacé, pour frictionner les parties douloureuses ; repos.

Les 13, 14, 15, 16, diminution des douleurs ; même régime qu'hier ; frictions anodinées.

Le 17, de même, plus un bain sulfureux.

Le 18, mieux ; frictions anodinées.

Le 19, mieux général ; bain sulfureux.

Le 20, mieux très-prononcé, puis guérison. Il quitte l'hôpital et se nourrit bien.

CINQUIÈME OBSERVATION.

Cornet, cuirassier au 5e régiment, grand, jeune et fort, était souffrant depuis plusieurs jours, lorsqu'il entra, le 3 juin 1854, à l'hôpital de Sedan, pour une arthrite des genoux, suite probable d'une blennorrhagie qui remontait à un an.

Du 3 au 7, je le tins au régime de la soupe et des pruneaux, matin et soir, à l'eau d'orge nitrée, aux cataplasmes laudanisés.

Il y eut une légère amélioration : l'écoulement n'a pas reparu.

Le 7, je le mis à la diète le matin et je lui prescrivis 10 grammes de liqueur de colchique et la bourrache chaude pour boisson. Le soir, il reprit l'orge et le régime de la veille. Il a une seule garde-robe abondante, mais beaucoup plus d'urine qu'à l'ordinaire.

Le 8, les genoux sont mieux ; les poignets, le gauche surtout, sont un peu douloureux vers le pouce et l'épaule principalement ; même régime, même tisane, point de colchique.

Le 9, les douleurs n'ont pas augmenté ; celles du genou sont presque nulles. Il y a plus de calme et moins d'excitation générale. Rien de changé ; on réapplique des cataplasmes.

Le 10, le malade prend une deuxième dose de huit grammes de colchique et la bourrache chaude. Une garde-robe. La douleur du bras persiste.

Diète le matin ; quart pruneaux, le soir. Orge et cataplasmes anodinés.

Le 11, douleurs moindres; cataplasmes supprimés; même boisson; même régime.

Le 12, le mieux se continue. J'augmente les aliments. Je supprime les cataplasmes.

Les 13 et 14, le mieux persiste, malgré le temps très-orageux qui dure depuis deux jours.

Du 15 au 25, douleurs erratiques par un temps des plus mauvais. Alternatives de mieux et de moins bien. Je prescris un bain sulfureux et une nourriture modérée.

Le 25, je passe une bougie dans l'urêtre pour favoriser l'écoulement qui tend à reparaître; liniment opiacé.

Les 26, 27, mêmes moyens, moins le bain sulfureux; je replace la bougie.

Le 28, mêmes moyens; je prescris un bain sulfureux. La bougie; mieux.

Les 29 et 30, mêmes moyens; bougie, douleurs; gonflement au poignet droit; cataplasmes anodinés.

Les 1 et 2 juillet, le poignet est moins douloureux; l'épaule se reprend; ces accidents sont survenus depuis les bains sulfureux. Tout comme ces jours-ci.

Le 8, amélioration, cataplasmes; rien de changé.

Le 4, ouate et liniment opiacé. Tout comme hier.

Les 5, 6, 7, mieux général. Plus d'écoulement.

Du 8 au 17 convalescence, puis guérison et sortie de l'hôpital.

SIXIÈME OBSERVATION.

Lepesant, jeune soldat au 5e cuirassier, sain, fort et vigoureux, entre à l'hôpital de Sédan, le 20 juin 1854, pour une arthrite rhumatismale chronique du genou et de la jambe, avec gonflement douloureux; il avait en outre une fluxion et un abcès dentaire. Ce militaire avait été déjà traité longuement à l'hôpital de Saint-Lô, où il avait été saigné deux fois au bras.

Le 20, eau gommeuse, bain, cataplasme opiacé; repos et gargarisme opiacé; quart le soir, sans viande.

Le 21, diète le matin; quart, légumes, le soir; bourrache chaude; dix grammes de teinture de colchique; ouate sur le genou, et topique opiacé; ouvert l'abcès dentaire; cataplasmes sur la joue. Le colchique n'a eu aucun effet à la visite du soir. Plus tard, le malade a sept à huit garde-robes et il continuait d'aller, mais peu, le lendemain matin.

Le 22, quart légumes, matin et soir; tisane d'orge; ouate.

Pas de soulagement des douleurs dans la continuité du membre seulement; repos; mieux de la joue.

Le 23, diminution sensible du gonflement du genou; mêmes prescriptions qu'hier; bain sulfureux.

Les 24 et 25, l'amélioration continue; ouate et liniment opiacé, même régime.

Les 26 et 27, mieux progressif.

Le 29, le malade sort guéri de l'hôpital.

SEPTIÈME OBSERVATION.

Souillé, soldat au 56e de ligne, entre à l'hôpital, de Sedan, le 8 mai 1854, pour des douleurs rhumatismales chroniques du genou droit, avec gonflement ancien, que je traite par les bains sulfureux, les ventouses, les cataplasmes et les liniments opiacés, les vésicatoires, le régime et les boissons diverses.

Il y avait une amélioration, mais lente et suivie d'un état indolent.

Le 27 juin, 10 grammes de colchique, tilleul chaud ; diète le matin ; quart le soir.

Le 28, le malade a eu hier une seule garde-robe et un vomissement pendant la nuit. Le matin, il a le visage défait ; le genou va mieux.

Soupe et pruneaux matin et soir.

Le 29, mieux ; quart d'aliment. Je demande, pour ce malade, une convalescence de six mois.

Le 30, mieux ; demi-portion.

Du 1er au 4 juillet, le gonflement du genou diminue progressivement. Le congé n'était plus indispensable ; on le lui a accordé cependant pour finir son temps de service, et il est parti en bon état et convalescent le 17 juillet.

HUITIÈME OBSERVATION.

Gridelauze (Bernard), dragon au 1er régiment, est entré à l'hôpital de Sedan, le 28 mai 1855, après six semaines de maladie. Il était affecté d'une arthrite générale peu intense, dont il a déjà eu des ressentiments.

Le 29, bourrache chaude, potion avec la scille et la digitale. Régime.

Le 30, régime; 10 grammes de teinture de colchique. Bourrache chaude.

Le malade a plusieurs garde-robes purgatives et des sueurs. Il est soulagé.

Le 31, retour au traitement d'avant-hier. Le soulagement persiste. Le malade mange la demi-portion; à l'exception de quelques petits ressentiments de douleurs par des chaleurs vives et subites; il est convalescent, et sort guéri de l'hôpital, le 12 juin.

NEUVIÈME OBSERVATION.

Pierret (Jean), soldat au 56e de ligne, est entré à l'hôpital de Sedan, le 23 mai 1855, après huit jours de maladie, pour une arthrite aiguë des extrémités inférieures.

Du 24 au 29, il est mis à la diète, à la bourrache chaude, à l'usage de la scille, de la digitale et des cataplasmes.

Le 29, il prend 10 grammes de teinture de colchique et du tilleul chaud. Les autres remèdes sont suspendus. Diète; deux garde-robes.

Le 30, les douleurs sont diminuées sensiblement et le mieux très-prononcé. Retour aux premiers moyens. Bouillon coupé.

Le 1er juin, un de mes collègues, le docteur Valin, me remplace à la visite et continue ce dernier traitement. Les douleurs ont disparu; la face est altérée; le malade n'est pas bien : a-t-il commis quelque imprudence? Nous le présumons. Quoi qu'il en soit, il y a eu une métastase rhumatismale, du délire. On nous signale que ce malade s'est refroidi étant en transpiration par des chaleurs vives et subites. Le 6 juin, il a succombé. Doit-on en accuser le colchique? Nous ne le pensons pas.

DIXIÈME OBSERVATION.

Banquin, dragon au 1er régiment, entre le 1er mai à l'hôpital de Sedan, après huit jours de souffrances, pour une arthrite générale ambulante. (M. le docteur Lecomte fait la visite jusqu'au 12 mai.)

Le régime du malade est la diète d'abord ; quelques aliments après; l'eau gommeuse, la teinture de scille et de digitale, l'extrait gommeux d'opium, les liniments camphrés, etc.

Les 13 et 14, je reprends la visite.

Régime ; ouate ; bourrache ; 10 grammes de teinture de colchique ; deux garde-robes et sueurs ; soulagement.

Le 15, retour au premier traitement ; cataplasmes. Une garde-robe.

Le 16, mieux ; même régime. Une garde-robe.

Le 17, le mieux se soutient. Quart d'aliments ; mêmes moyens.

Le 18, comme hier; plus de cataplasmes.

Le 19, les douleurs ont cessé. Le malade est convalescent et quitte l'hôpital le 25 mai.

CONCLUSION.

Je n'ai pas voulu, dans cet ouvrage, faire du nouveau sur la goutte ; j'ai simplement développé cette opinion, déjà anciennement formée chez moi avec conviction, que le *colchique*, administré dans de certaines conditions, par un médecin prudent, est encore le remède le plus efficace, *le plus spécifique*, si je peux m'exprimer ainsi, que la médecine connaisse, et que la plupart des médecins qui ont fait une étude spéciale de la *goutte* et de ses dérivés, l'ont préconisé comme méritant la préférence sur tous ceux que l'on a voulu affecter au traitement de cette maladie.

La routine et la peur dominent souvent chez les

hommes; c'est peut-être ce qui a nui à la propagation de ce remède; et pourtant, que de toxiques sont d'un usage journalier, tant en médecine que dans la vie privée! Craint-on de faire usage des *champignons* comme aliment, parce qu'il y en a de vénéneux? Il ne faut que savoir les connaître et les choisir. Il en est de même de quelques coquillages, et personne n'ignore que les *moules* principalement font éprouver des dérangements digestifs assez sérieux et qu'elles produisent des démangeaisons et des éruptions à la peau.

J'ai cité plus haut des remèdes spéciaux dans des maladies spéciales, qui n'en proscrivent pas l'emploi, malgré les dangers de les employer à l'excès. Des poisons cessent de l'être à des doses fractionnées.

Malgré les effets toxiques du *colchique*, il a, de temps immémorial, fait partie des moyens pharmaceutiques. On a eu en lui tant de confiance que Wedelius, médecin génois, portait l'enthousiasme au point de croire qu'il préservait de la peste et des épidémies, en le portant seulement en amulette. Mais Auguste Quirinus (1) considérait ce moyen d'une manière plus rationnelle, en disant que la

(1) De peste Lepsensi. 1680.

croyance d'un préservatif fait cesser, jusqu'à un certain point, la crainte d'être atteint de la maladie régnante. Toujours est-il que l'on n'a pas exalté un pareil remède sans en avoir retiré des avantages réels, qui ont fondé sa réputation, affaiblie, oubliée même, pendant longtemps, pour être reprise plus tard.

Les anciens ne pouvaient avoir la même opinion que les modernes sur les plantes vénéneuses, parce-qu'ils n'avaient pas, comme ces derniers, les moyens que la science nous donne d'en reconnaître les véritables principes.

On sait aujourd'hui que ces plantes cessent d'être dangereuses après des lavages réitérés et de longues ébullitions ; la farine de *manioc*, par exemple (ou pignon d'Inde, de Barbarie), est un violent purgatif, qui, ainsi préparé, fournit une farine excellente ; le *colchique* lui-même, selon Parmentier et des chimistes plus modernes, donne une farine qui pourrait être mangée sans inconvénient et devenir même une ressource puissante en cas de disette.

FIN.

TABLE

FIN DE LA TABLE.

Imprimerie de BEAU, à Saint-Germain-en-Laye.

www.ingramcontent.com/pod-product-compliance
Ingram Content Group UK Ltd.
Pitfield, Milton Keynes, MK11 3LW, UK
UKHW020329230726
13925UKWH00002B/705